KB020104

나도 간호사가
되어 볼까?

자기 돌봄 4

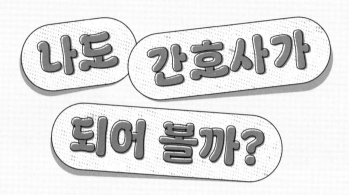

나도 간호사가 되어 볼까?

간호사를 꿈꾸는 십 대를 위한 안내서

정인희 글
김예지 그림

원더박스

차례

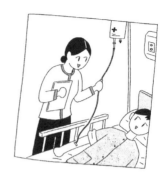

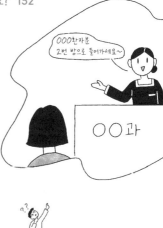

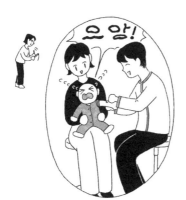

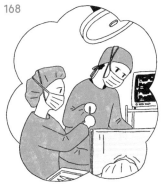

여는 글: 간호사가 되고 싶니?

이 책을 집어 들었다면, 너는 아마 진로 희망 칸에 '간호사'라고 적었을 거야. 그렇지만 모두 똑같은 마음으로 간호사를 꿈꾸고 있지는 않겠지. 자신의 미래를 구체적으로 그려 본 후 간호사가 되고 싶다는 확신을 품게 된 친구도 있겠지만, 지금의 성적과 어디선가 본 간호사 취업률 같은 현실적인 점들을 고려하여 간호사가 되어야겠다고 생각하는 친구도 있을 테니까.

예전에는 간호사가 되면 어떤 일을 하고 어떤 어려움을 겪는지에 대해서 미리 알기가 어려웠어. 하지만 지금은 쉽게 정보를 구할 수 있지. 간호사의 일상을 솔직하고 재미있게 소개하는 영상도 많고, 한국이 아닌 다른 나라에서 일하는 간호사와, 간호학과를 나와서 간호사가 아닌 다른 일을 하는 사람들의 이야기도 만날 수 있지. 이뿐 아니라 간호사 생활이 정신적·육체적으로 힘들다고 토로하는 영상과 글도 적지 않아. 이 책을 읽고 있는 너라면 신규 간호사의 퇴사율이 높다는 것, 간호사 면허를 갖고도 간호사로 일하지 않는 사람들이 많다는 뉴스 또한 들어 봤겠구나.

너는 어떤 이유로 간호사가 되고 싶어?

십 년이 넘도록 병원에서 간호사로 일하고 있는 나는, 다른 직업에 비해 취업이 쉬울 것 같다는 현실적 이유로 중·고등학생 시절 매년 진로 희망 칸에 간호사를 적었어. 사명감과 소명 의식이 그 이유였다면, 스스로 생각하기에는 물론, 남에게 내가 간호사를 선택한 이유를 말할 때도 더 폼이 났겠지만, 현실적인 이유로 이 직업을 고른 것도 나쁘지 않다고 생각해. 어떻게 시작했든 지금의 나는 책임감을 갖고 환자를 간호하고 있고, 진심으로 모든 환자가 건강을 되찾아 자신의 일상으로 돌아가기를 기원하는 간호사가 되었거든. 큰 병으로 온 환자건 작은 병으로 온 환자건, 매 순간 내 눈앞에 있는 환자를 위해 최선을 다하는 내가 꽤 괜찮은 간호사인 것 같다고 스스로 생각한다면 조금 우스울까?

한편으로 나는 걱정도 많았어. 조용하고 사교적이지 못한 성격 때문에, 아픈 환자와 그 보호자, 여러 의료진과 소통하는 일을 잘할 수 있을지 자신이 없었거든. 지금의 나는 그 걱정을 긍정적으로 해결하고 간호사로서 잘 지내고 있을까? 십 년도 넘게 동료 의료진과 함께 간호사로서 내 몫을 하고 있고, 앞으로도 별일이 없는 한 정년퇴직을 할 때까지 평간호사로서 환자 옆에 머무를 각오를 하고 있다는 말로 대답을 대신할게.

남을 돕는 것도 좋아하고 밝고 명랑한 성격으로 주변 사람들에게 힘이 되는, 누가 봐도 '쟤는 간호사 하면 딱이겠다!' 싶은 너뿐 아니라, '저 학생이 간호사를 꿈꾸는 게 과연 맞을까?' 하고 남들이 걱정하는 너, '이런 나도 간호사가 될 수 있을까?' 하고 고민하는 너에게도 도움이 되었으면 하는 마음으로 이 책을 썼어. 비록 일이 고될지라도 간호사에게는 많은 길이 있어. 다양한 모습의 사람들이 각자 고유한 빛을 잃지 않으며 일할 수 있는 직업이 간호사라는 사실을 네가 이 책을 통해 알게 되면 좋겠어. 그리고 이 책에서 간호 업무의 특성과 좋은 간호사가 되려면 어떤 자질이 필요한지 살펴보면서 간호사로서 너의 미래를 구체적으로 그려 본다면 책을 쓴 보람이 더 클 것 같아.

친절하고 밝고 명랑한 너에게도, 조용하고 혼자 무언가 하기를 좋아하는 너에게도, 간호사가 꽤 괜찮은 네 미래 모습이 될 수 있다는 것을 지금부터 함께 알아볼까?

1
간호대학에서는 무엇을 배울까?

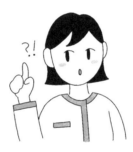

간호사가 되기 위해서는 먼저 간호대학에 입학해야 해. 간호대학에서는 무엇을 배울까? 당연히 여러 질병에 대해서, 그리고 그것을 치료하는 데 필요한 간호 방법에 대해서 배워. 그런데 그게 전부일까? 수업 시간에 배우는 것 말고, 간호대학에 다니면서 꼭 배워야 하는 또 다른 중요한 것은 없을까?

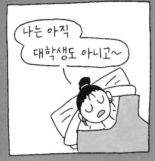

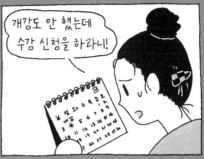

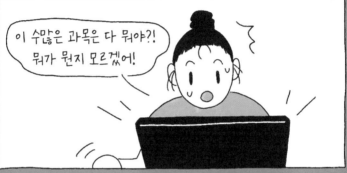

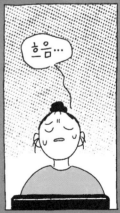

간호대학에서 배우는 것들

1학년에 배우는 것

'대학교에 가면 선택한 학과의 전공 수업을 들을 테니, 간호대학에 진학하면 곧바로 간호학을 배우는 거 아닌가요?'

어쩌면 너는 이렇게 생각할지도 모르겠다. 하지만 대부분의 간호대학에서 1학년 때 받는 수업은 간호학 관련 과목 몇 개와 여러 가지 교양 과목으로 구성되어 있어. 교양 수업에서는 각종 학문의 개론, 영어나 중국어 같은 언어, 그리고 글쓰기를 배우지. 이런 교양 수업은 왜 들을까? 여러 이유가 있겠지만, 사회와 삶을 좀 더 깊이 이해하기 위함이 아닌가 싶어.

다른 학문을 배운다는 것은, 그 학문의 관점에서 세상을 바라보는 눈을 얻게 된다는 것을 의미해. 물론 달랑 한 학기 배운 것으로 대단한 식견을 갖출 거라고 기대해서는 안 돼. 하지만 다른 눈을 경험했다는 것만으로도 큰 의미가 있어.

간호대학에서 몇 년간 간호학을 집중적으로 배우고, 그 지식을 바탕으로 간호사라는 평생 직업을 갖게 되면, 우리는 간호라는 좁은 세계에서 경험한 것만으로 세상을 바라보게 될지도 몰라. 그런데 교양 수업에서의 기억이 떠올라서 '예전에 이런 것도 배웠었지. 이 시각에서 이 사건을, 이 경험을 바라보면 어떻게 보일까?' 하고 생각한다면 어떨까? 삶에서 마주하게 될 다양한 문제들을 여러 관점에서 바라볼 수 있다면 그만큼 우리의 세계는 더 넓어질 거야. 다양한 관점이 서로 부딪혀서 조금 헷갈리거나 결정을 내리기 어려워질지도 모르지만, 미처 고려하지 못한 것들 때문에 잘못 생각하거나 실수하는 일이 줄고 좀 더 현명하게 사고하고 선택할 수 있지 않을까?

다른 학문을 배우는 건 더 나은 간호를 하는 데도 도움이 돼. 간호의 목적은 간호 대상자의 상황에 따라 여러 가지로 나뉘지만, 대부분은 그들을 일상으로 돌려보내 자신에게 주어진 역할을 다시 잘할 수 있도록 돕는 것이야. 그러니 다양한 교양 과목을 통해 세상을 보는 눈을 키우고, 간호 대상자가 지내온 사회와 환경이 어떠하며 인간이 어떻게 성장하고 발달하는지 이해하게 된다면 더욱 맞춤한 간호를 할 수 있을 거야.

그래서 나는 대학교 1학년 때 배우는 것에 큰 의미가 있다고 생각해. 그런데 많은 학생이 평소 관심 있었던 '영화의 이해' 같은 수업을 듣기도 하고, 관심과는 상관없이 학점을 잘 준다고 소문난 수업을 듣기도 하고, 영어나 일본어, 중국어처럼 취업에 도움이 될 것 같은 외국어 과목을 듣기도 해. 혹은 수강 신청에 늦어서 (수강 신청은 전쟁과 같아!) 관심사나 현실적인 목적은 고려조차 하지 못하고 신청 가능한 수업을 마지못해 듣기도 하지.

1학년에 꼭 들어야 하는 과목으로 내가 추천하는 건 '너를 더 풍성하게 만들어 줄 수 있는 수업'이야. 수강 신청 전에 교양 과목들을 천천히 살펴보면서 어떤 과목이 너를 더 풍성하게 만들어 줄지 정리해 봐. 평소 관심 있었던 것을 더 깊이 탐구하는 수업도 좋고, 모르던 과목이지만 좋은 공부가 될 것 같은 예감이 드는 수업도 좋아. 교양 과목들은 전공 학생이 아니라 일반 학생을 대상으로 개론을 소개하는 수업이어서 어렵지 않게 들을 수 있어. 정리를 끝냈으면 여유롭게 준비해서 늦지 않게 수강 신청을 마쳐야 해. 그리고 학기가 시작한 뒤에는 새로운 세계로 과감히 뛰어들어! 그렇게 자신을 더 크고 넓게 키우는 수업을 받으며 1학년을 알차게 보내면 좋겠어.

2학년에 배우는 것

그렇게 1학년이 지나고 2학년부터는 간호학 전공과목만 들으며 고등학교 때와 조금도 다르지 않은 생활을 하게 돼. 수업 시간표는 이미 나와 있고, 들어야 할 수업도 매 학년, 매 학기에 거의 정해져 있기 때문에 수강 신청 전쟁 같은 것도 없어. 모든 간호대학이 그렇지는 않겠지만, 나는 다른 과 학생들처럼 강의에 따라 강의실을 시간마다 옮겨 다니는 일도 없었어. 간호대학 건물에 우리 학번 강의실로 정해진 곳이 있어서, 아침 9시에 강의실에 들어가 앉아 있으면 중간에 점심시간 빼고 오후 5시까지 교수님들이 수업마다 번갈아 들어와서 강의하시곤 했어. 앞으로 네가 다닐 대학은 이와 다를지도 모르지만, 너의 학교생활과 별다르지 않지?

　보통 2학년 때는 해부학, 생리학, 영양학, 병리학, 약리학, 미생물학처럼 인체에 대한 이해를 돕는 기본 과목들을 배워(어떤 간호대학에서는 일부 과목을 1학년에 배우기도 해). 고등학생 때 생명과학을 좋아한 나는 생리학이 분명히 재미있을 거라고 기대했어. 그런데 대학은 대학이더라. 간호대학에서 배운 인체 생리는 고등학교 생명과학과는 비교도 안 될 정도로 복잡하고 내용도 방대했지. 해부학 수업에선 '세상에 이런 단어도 존재하는구나!' 싶은 특이한 이름의 수백 가지 뼈, 근육, 신경을 배우고 외워. '물을 많이 마

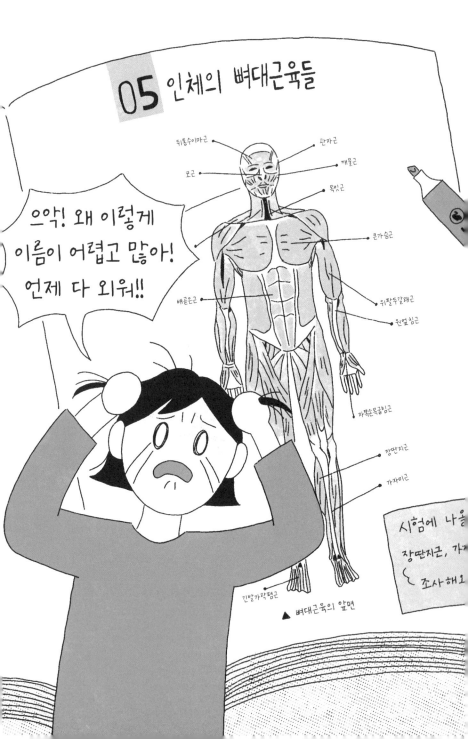

신다 → 화장실에 자주 간다'처럼 인과 관계가 있는 생리학은, 비록 시험은 어려웠어도 수업만은 재미있었는데, 낯선 단어들을 무작정 외워야 하는 해부학은 정말이지 너무 힘들었어. '환자를 간호하는데 이 수많은 신체 부위 이름을 다 알아야 하나?' 아무리 외워도 외워지지 않는 단어들을 들여다보며 한숨을 내뱉기 일쑤였지.

하지만 그때 배워 둔 인체 해부학 덕분에 나는 수술실 간호사로 잘 지낼 수 있었어. 내 경우엔 해부학이 핵심 학문이었던 거지. 핵심 학문은 간호사마다 다를 수 있어. 나는 까마득하게 잊었지만, 약물을 자주 다루는 간호사들은 약리학 수업에서 배운 약물의 작용기전과 부작용 같은 것을 아직도 달달 외우고 있을 거야. 균에 따라 쓰는 약이 달라지니 미생물학에서 배운 세균과 바이러스에 대한 지식도 여전히 기억하고 있을 테고. 어떤 과목이 네 미래의 핵심 학문이 될지 벌써 궁금하다.

2학년 때는 의료인의 언어라고 할 수 있는 의학용어와 약어에 대해서도 배우고, 혈액 검사, 소변 검사, 방사선 검사 등의 진단검사와 그 의미에 대해서도 배워. 또한 간호학의 역사, 간호 철학, 간호 윤리, 간호학 개론, 보건 교육학, 간호 연구 같은 과목을 듣게 돼. '아니, 간호학의 역사와 철학과 윤리 같은 건 왜 배우는 거야? 간호사가 되는 데 그런 것도 필요한가?' 하는 생각이 들지도 모르겠다. 나도 처음에는 학문으로서는 필요하겠지만 간호 실무에는 써먹을 데가 없는 과목이라고 생각했어.

그런데 그렇지 않더라고. 간호사가 되고서 한참 동안은 '어떻게 하면 환자에게 처치를 더 잘할 수 있을까?' 같은 실무적인 생각을 했지. 하지만 일이 어느 정도 손에 익은 뒤로는 철학과 윤리를 생각하게 되더라. 환자와 나의 삶, 나와 내 동료가 일하는 자세에 대해 철학적으로 고민하고, 우리가 하는 일들이 윤리적인지도 곰곰이 돌이켜보는 시간이 더 많아졌어. 내가 만약 대학생으로 돌아가 간호학 과목 중 몇 가지를 다시 골라서 들어야 한다면, 간호 철학과 간호 윤리 과목을 선택할 것 같아. 오래전에는 의미를 몰라 흘려들었던 그 수업을 다시 들으며 나의 일과 삶에 대해 깊이 살펴보고 싶어.

체온과 혈압을 재고, 혈관 주사를 놓는 방법 같은 기본 간호학도 2학년 때 배우고 실습하게 돼. 기본 간호학 실습실에서 친구들과 함께 역할극을 하며 실습을 시작하면 '내가 정말 간호사가 되긴 되는구나!'라는 느낌을 받게 될 거야.

3, 4학년에 배우는 것

3, 4학년이 되면 간호사 국가고시 과목인 성인 간호, 모성 간호, 아

동 간호, 지역사회 간호, 정신 간호, 간호 관리학, 기본 간호, 보건 의약 관계 법규에 대해서 중점적으로 배우기 시작해(일부 과목은 분량이 많아서 2학년 때 시작하기도 함).

각 과목에서 무엇을 배우는지는 이름을 통해 짐작할 수 있어. 모성 간호 수업에서는 여성, 특히 산부인과와 관련한 간호학을 배워. '지역사회 간호'라는 말에서는 보건소가 떠오르지? 맞아, 이 수업에서는 지역사회 보건 정책, 보건 사업 같은 것을 배워. 그럼 보건의약 관계 법규는 왜 배울까? 마약을 예로 들어 설명할게. 병원에서는 환자의 상태에 따라 여러 가지 의학적 이유로 마약을 처방하고 투약해. 그런데 마약류 관리에 관한 법률을 잘 모르거나 따르지 않는다면 사회적으로 큰 문제가 되니까 그에 대해 배우는 거야.

그 밖에도 3, 4학년 때는 병원이나 보건소 같은 곳으로 지역사회 실습도 나가. 학교와 실습지에 따라서 다르겠지만, 학기 전반부에는 수업을 듣고 후반부에는 실습을 나가는 것이 보통이야.

과목이 엄청나게 여러 가지지? 실제로 공부해 보면 과목마다 배우는 분량도 많아. 하지만 미래의 간호사인 네가 하는 일은 사람의 생명과 삶에 큰 영향을 끼쳐. 인간의 몸과 정신이 얼마나 복잡하고 정교한지를 떠올린다면, '그래, 쉽지 않겠지만 이 정도는 공부해야겠지.' 하고 납득할 수 있을 거야. 그렇더라도 부담이 되겠지만 너무 걱정하지 않아도 돼. 수많은 간호학과 학생이 문제없이 공부

하고 국가고시를 통과해 간호사 면허를 받아. 한국보건의료인국가
시험원 자료에 따르면 2024년 간호사 국가고시 합격률은 96.7퍼
센트야. 2만 4377명이 지원해서 2만 3567명이 합격했지. 그리고
2023년엔 97.3퍼센트, 2022년엔 96.6퍼센트가 합격했어. 어때,
너도 잘 해낼 수 있을 것 같지 않니?

현장 실습은 최고의 기회야

병원에 갔을 때 간호사 선생님들이 일하는 모습을 본 적 있지? 그중에 어떤 장면이 맨 먼저 떠오르니? 아마 환자에게 주사를 놓는 모습이나, 환자와 보호자에게 무언가를 설명하는 모습일 거야. 간호는 환자라는 대상자가 있어야 가능하고, 그 대상자에게 간호라는 행위를 해야 비로소 완성돼. 물론 환자가 아닌 건강한 사람을 교육하는 것도 간호에 포함되지만, 여기서는 일단 우리가 일상생활이나 영상에서 많이 본 익숙한 병원 모습을 떠올려 보자.

병원 실습

간호는 주로 대상자에게 어떤 행위를 하는 것으로 이루어져. 머리로 아는 간호 지식을 환자에게 행하거나 전달할 수 없다면 간호라고 할 수 없는 거야. 따라서 간호대학에서는 실습이 필수야.

간호대학에서 이뤄지는 수업은 크게 세 단계로 나눌 수 있어. 1단계, 교수님에게 간호학 강의 듣기. 2단계, 간호학 실습실에서 모형이나 학과 친구들을 대상으로 연습하기. 마지막 3단계, 현장에서 실제 환자를 대상으로 그간 배우고 익힌 것을 실습하기. 그렇다 보니 간호대학에 들어가면 강의를 듣는 시간만큼이나 많은 시간을 병원에서 실제 의료진, 환자와 함께 실습을 하며 보내게 돼.

병원 실습에서는 바쁘게 움직이는 선배 간호사들을 따라다니며 머릿속 지식이 현실에서 어떻게 펼쳐지는지 관찰하고, 연차가 다른 간호사들의 조금씩 다른 하루, 간호사가 실제로 마주하게 되는 문제 상황들과 기쁨의 순간들, 간호사가 겪는 어려움을 비롯한 여러 가지 모습을 보게 될 거야. 같은 문제라도 다르게 접근하고 해결하는 선배 간호사들을 보며 자기라면 어떻게 했을지 상상해 보는 것도 좋아. 그러면서 자신의 미래 모습을 그려 보는 것이지.

아울러 선배 간호사의 지도와 감독 아래 환자에게 직접 주사 같은 걸 처치해 보며 학교에서 배운 지식이 실제로 어떻게 적용되는지 확인하는 것도 실습의 중요한 과정이야. 혹시 실습 과정에서 실수하더라도 실망하거나 자책할 필요는 없어. 경험이 충분히 쌓이기 전에는 누구나 그럴 수 있으니까. 마음에 여유를 갖고 적극적으로 배우고 익힌다면 너는 분명히 실력 좋은 간호사가 될 거야.

지역사회 실습

현장 실습엔 병원 실습뿐 아니라 지역사회 실습도 있어. 병원 아닌 곳에서 일하는 간호사도 많이 있거든. 학교 보건실에도 있고, 보건소에도 있고, 산업 현장에도 간호사는 있어.

　병원 실습에 비하면 지역사회 실습에 쓰는 시간은 아주 적어. 그리고 실습지의 종류도 학교와 보건소를 비롯해 몇 가지 되지 않아. 그런 뻔한 곳 말고, 소방서에서 일하는 간호사, 제약회사에서 일하는 간호사, 변호사가 된 간호사 같은 분들을 만나 실습을 하면 새로운 세계를 알아가는 재미가 더 클 텐데 말이지. 그건 아마도 수요와 공급 때문일 거야. 매년 가장 많은 간호사를 뽑는 곳이 병원이고, 그래서 졸업생 대부분이 병원에서 첫 근무를 하게 되므로, 실습도 병원을 중심으로 이뤄져야 더 많은 간호대학생에게 더 큰 도움이 될 테니까.

　보건소로 지역사회 실습을 나가면 보건 사업이 어떻게 시행되고 있는지 보고 배울 수 있어. 지역마다 다르겠지만, 보건소에서는 보통 임신부에게 엽산제와 철분제를 지원하고, 감염병 예방 접종을 실시하고, 정신질환자를 등록 및 관리하는 정신보건 사업도 펼치지. 대상자의 가정을 방문해 가정간호를 하기도 하고.

학교 보건교사는 어떤 일을 할 것 같아? 학교에 다니고 있으니 잘 알 거야. 학교에서 다치거나 아플 때 보건 선생님을 찾아가지? 신체검사도 보건 선생님이 진행하시고. 그리고 보건 선생님에게 성교육, 약물 오남용 예방 교육, 응급처치 교육 등을 받아 본 적도 있지?

지역사회 실습 하면 떠오르는 장면이 있어. 대학생 시절 나는 학교로 지역사회 실습을 나갔는데, 신기하게도 내가 나온 초등학교가 실습지였어. 선생님이 된다는 생각은 한 번도 안 해 봐서일까? 어릴 적 수업을 듣던 그 교실의 교단에 서서 보건 교육을 했던 것이 굉장히 특별한 기억으로 남아 있지. 그런 특별한 추억을 만들어 주었음에도 나는 병원 실습 후 이루어진 지역사회 실습을 일종의 휴식으로 여기고 그다지 열심히 하지 않았어. 그것이 지금도 후회스러워.

병원에서 간호사로 일하는 것에 대해서는, 실습도 많이 할뿐더러 병원 간호사로 취업한 선배들로부터도 이야기를 넘치도록 들을 수 있기 때문에 잘 알 수 있어. 하지만 보건소에서 일하는 간호사 선생님이나 보건교사를 만나서 그들의 일에 대해 깊고 자세하게 이야기를 나누어 볼 기회는 거의 없지. 그러니 지역사회 실습이라는 기회를 잘 활용하자. 실습지의 지도 선생님이라면 네 주변에서 들을 수 없는 이야기를 들려주시고, 네가 꼭 알고 싶은데 인터넷에서는 찾을 수 없는 질문에 대한 답도 알려 주실 거야.

이렇게 병원 실습과 지역사회 실습을 마치면 너의 미래가 더 또렷하게 보일 거야. 예를 들면 나처럼 '안 힘든 사람 있나, 다 힘들지. 수많은 선배가 병원에 취업해서 일하고 있으니 나도 할 수 있겠지. 힘들더라도 몇 년 지나면 괜찮아질 거야.' 하고 처음 계획처럼 병원 간호사가 되기로 마음을 굳힐 수도 있어. 하지만 내 친구 중에는 '나는 병원이랑은 안 맞는 것 같아.' 하고 마음을 돌리고서 간호사 면허로 할 수 있는 다른 일을 알아보기 시작한 애도 있었어.

그러니 실습은 네 앞에 나타날 미래의 환자뿐 아니라 간호사가 될 너 자신을 위해서도 매우 중요하고 꼭 필요한 과정이야. 실습을 통해 앞으로 네가 어디서 어떤 간호사가 되고 싶은지, 또는 다른 미래를 꿈꿀지 생각을 점검하고 정리하는 시간을 꼭 가져 보자.

병원 안의 수많은 사람 알아 가기

환자를 고치는 사람은 누구일까? 의사? 맞기도 하고 틀리기도 한 답이야. 의사 혼자서는 환자를 치료하기 힘들거든. 만약 그럴 수 있다면 병원에는 의사들만 있으면 될 거야. 물론 의사는 환자를 진료하고 치료하는 데 핵심적인 역할을 해. 하지만 그러기 위해서는 다른 의료진이나 병원 사람들의 도움을 꼭 받아야 하지.

예를 들어 갑자기 배가 아파서 응급실에 갔다고 해 보자. 병원에 가면 가장 먼저 무엇을 할까? 접수처에서 증상을 말하고 진료 접수를 하겠지. 그렇다면 접수는 의사가 받을까? 아닐 거야. 보통은 의사가 하지 않는 일이지만 환자 접수는 치료에 꼭 필요하지. 누군가 환자의 정보를 병원 시스템에 올리지 않는다면 환자가 진료를 받을 수 없을 테니까. 설령 접수 없이 진료를 받을 수 있다손 치더라도, 환자는 의료진을 만날 때마다 자신이 누구이고 왜 병원에 왔는지를 계속 설명해야 할 거야. 그리고 의료진이 환자 정보를 공유할 수 없기 때문에, 그간 환자가 받은 치료와 진료 방향에 대해 의료진 사이에 혼란도 생기겠지. 환자가 어떤 문제로 병원에 왔다고 기록하고 환자의 파일을 만들어 병원 시스템에 올리는 것은 효율적인 진료와 치료의 밑바탕이야.

이렇게 접수를 한 다음에 환자는 간호사나 의사를 만나 증상을 설명하고, 진료를 받고, 필요한 검사를 받게 돼. 어떤 검사들이 생각나니? 피 검사, 엑스레이 검사는 많이 들어 봐서 익숙하지? 때에 따라서는 초음파 검사를 받기도 하고, CT(컴퓨터 단층 촬영)나 MRI(자기 공명 영상 검사) 같은 정밀 검사를 받기도 해.

실습을 가서 병원을 가만히 살피다 보면, 복잡한 일들이 착착 돌아가는 모습에 신기한 느낌을 받게 돼. '검사는 누가 실시할까? 검사 결과를 분석하는 사람은 누구일까? 검사 도구와 기구 들은 누가 관리할까? 환자의 입원이 결정되면 그 많은 환자의 식사는 누가 매끼 준비하지? 깨끗한 환자복과 침대보, 이불은 어디서 온 것일까? 병실이 너무 덥지도 너무 춥지도 않게 온도를 조절하고 관리하는 사람도 있을까? 와, 병원 복도는 어쩜 이렇게 항상 깨끗하지? 환자가 받는 산소 치료의 산소는 어떻게 벽에서 끊임없이 나오는 거야? 수술실로 환자를 데려가는 사람은 의사 선생님도 아니고 간호사 선생님도 아닌데 대체 누굴까? 이 많은 수술 기구와 장비들은 어떻게 다 준비된 거지……?'

이런 질문을 던지면서 눈에 보이지 않는 곳에 어떤 사람들이 있을지 상상하다 보면, 환자 치료에 얼마나 많은 사람이 관계하는지 짐작할 수 있을 거야. 환자나 보호자, 실습 학생으로 병원에 가면 주로 간호사와 의사를 만나게 되므로 잘 의식하지는 못하겠지만, 수많은 사람이 보이지 않는 각자의 자리에서 자기 역할을 수행한 덕분에 의료진이 환자를 잘 돌볼 수 있는 거야.

간호사로 병원에서 근무하기 시작하면, 자신이 속한 부서 외에 다른 곳으로 가서 누가 어떤 일을 하는지 세심하게 관찰할 기회가 거의 없어. 하지만 간호 학생으로서 병원 실습을 받는 동안에는 가

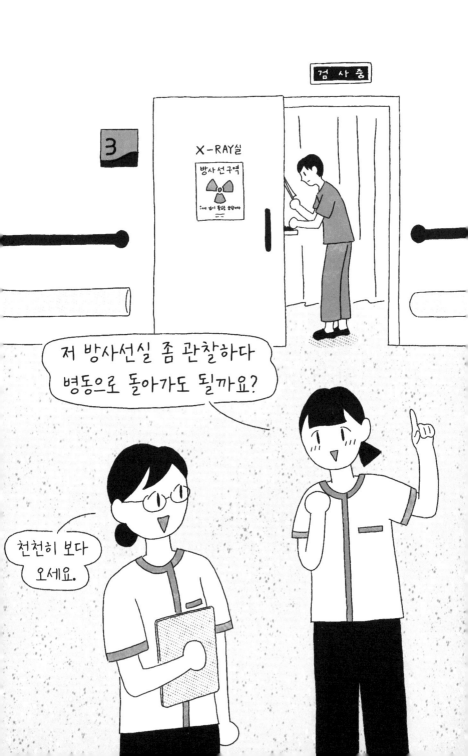

능하지. 물론 실습 기간과 시간이 정해져 있고 해야 할 과제도 있지만, 실습 기간만큼 병원을 탐색하기에 좋은 때는 없어. 예를 들어 간호사 선생님을 따라 환자와 함께 갔던 방사선실에 호기심이 생겼다면 "저 여기서 한 시간만 관찰하다가 병동으로 돌아가도 될까요?"라고 물어봐. 그 누구도 안 된다고 말하지 않을 거야. 그리고 무엇이든 궁금한 점을 방사선사에게 질문해 봐. 아무도 학생의 질문에 '아니 뭐 이런 멍청한 질문이 있지?' 하고 생각하지 않으니 안심하고. 병원 사람들은 자신이 하는 일에 관심을 보이는 학생이 있다면 하나라도 더 알려 주고 싶어 하거든.

이렇게 병원에 얼마나 많은 사람이 다양한 자리에서 일하고 있고, 그들의 일이 네가 환자를 돌보는 데 어떤 도움을 주는지 알게 된다면, 병원 일에 조금 더 흥미가 생길 거야.

함께 일하는 법 배우기

간호사가 되기 전에, 나는 병원에서 일하는 내 모습을 그려 보곤
했어. 그럴 때 가장 먼저 떠오르는 사람은 간호사인 나와 환자였던
것 같아. 병원에는 의사도 있고, 병동에서 같이 일하는 간호사도
있겠지만, 일하면서 주로 관계하는 사람은 환자일 거라 확신했지.

환자가 없다면 간호사도 병원도 필요 없을 테니 환자와의 관계
가 가장 중요한 건 사실이야. 그런데 일을 하다 보니 '간호사인 나
와 환자'가 아니라 환자를 둘러싼 '의료진과 환자'를 생각하게 되었
어. 그리고 '간호사인 나'보다는 '의료진에 속한 팀원으로서의 나'를
인식하며 일하고 있지.

앞에서 언급했듯이 병원에서 일하는 모든 사람이 환자의 건강
회복을 위해 일하고 있어. 접수부터 퇴원까지, 환자를 중심으로 하
나의 팀이 짜여서 환자의 회복을 위해 움직이지. 치료 계획 수립,

그에 따른 검사, 입원, 환자 상태에 맞춘 식단 조절 및 간호, 필요한 경우 진행되는 수술, 환자가 받는 처치와 관련한 다양한 일정 조정, 퇴원과 외래 방문 예약을 비롯한 수많은 일이 하나의 팀으로 이루어져. 따라서 제아무리 슈바이처에 나이팅게일이 온다 해도 팀워크 없이 혼자서는 환자를 제대로 돌볼 수 없어.

간호사는 의사소통의 중심

팀워크이고 많은 사람이 관계하기 때문에 강조되는 것이 바로 의사소통이야. 그리고 의사소통의 중심에는 간호사가 있지. 환자 옆에 24시간 붙어 있고, 환자와 가장 많은 의사소통을 하는 의료진이 바로 간호사니까. 환자의 상태를 가장 잘 알고, 입원 이후 환자에게 벌어진 일들과 앞으로 벌어질 일들, 환자와 그 가족에게 무엇이 필요한지 가장 잘 아는 사람이 바로 간호사야.

의사소통은 대부분 병원 컴퓨터 시스템을 통해 이루어져. 하지만 다른 의료진이나 팀원에게 전화하거나 직접 만나서 이야기해야 하는 경우도 많아. 환자가 머무르는 병동의 전화기가 쉴 틈이 없을 정도로 여러 곳에서 전화가 오고, 간호사도 환자에게 필요한 조치를 취하거나 치료 계획 확인 및 조정을 위해 여기저기로 전화를 걸지.

성격이 내성적인 나는 혼자만의 공간에서 무언가 하는 것을 좋아해. 그래서 팀워크나 활발한 의사소통의 중심에 서는 것과는 거리가 먼 사람이라고 생각했어. 수술실을 선택한 것도 나의 이런 성격을 알고 있기 때문이었어. 수술실에서는 수술 이외엔 별다른 일이 없겠지 싶었거든. 하지만 엄청난 오산이었지. 막상 수술실에서 일해 보니, 수술실만큼 팀워크가 강조되고 짧은 시간에 대량의 정보가 소통되는 곳도 없었어.

병원의 모든 일이 그렇지만, 특히나 수술은 절대로 혼자 할 수 있는 일이 아니야. 집도의가 있고, 집도의를 돕는 어시스턴트, 마취과 의사와 마취과 간호사, 마지막으로 수술실 간호사까지, 이 중 누구 한 명이라도 없이는 수술을 진행할 수 없어. 그뿐 아니라 수술에 필요한 물품이나 기구를 준비하기 위해서 의료 기기 회사와 미리 상의해야 하고, 필요한 기구를 수술 시간에 맞춰 준비하기 위해 수술 기구 소독실과도 일정을 맞춰 놓아야 하지. 더군다나 응급 수술을 하게 되면 수술 전과 수술 중에 응급실, 수술실, 마취과, 중환자실이나 병동 사이에 엄청난 양의 의사소통이 굉장한 속도로 이루어진단다.

여전히 내성적이고 혼자 있는 시간을 좋아하는 나는 현재 간호사로서 팀워크와 의사소통을 잘하고 있을까? 만약 팀워크와 의사소통 때문에 엄청난 스트레스를 받았다면 십 년이 넘도록 간호사 생활을 할 수 없었겠지. 한마디로 지금 나는 즐겁게 팀워크와 의사소통을 하고 있어. 팀 안에서 나의 위치와 다른 팀원이 나에게 바라는 점을 잘 인식하고 내 몫의 일을 수행하며 팀원들과 문제없이 소통하는 나만의 방식도 터득했지.

팀워크를 잘하는 비결 하나 — 믿음

팀워크를 잘하려면 첫 번째로 환자는 '내'가 아니라 '팀'이 돌보고 있다는 사실을 늘 기억해야 해. 물론 '내 환자'라는 의식 아래 책임감 있게 일하는 것은 중요하고 훌륭한 태도야. 하지만 그 생각에 갇혀서, 자신이 남보다 더 낫다고 생각한다면 곤란해. 근무 시간에는 내가 환자를 열심히 간호하고, 내가 퇴근한 뒤에는 같은 팀의 누군가가 그 환자를 나만큼 열심히 돌볼 거야. 동료가 나보다 더 경험이 많든 적든, 또는 나보다 더 꼼꼼하든 살짝 덜렁거리든, 우리는 모두 간호사야. 면허를 받은 간호사로서 환자에게 책임을 다하지. 이 점을 의심하면 안 돼.

조금의 의심도 없이 무조건 믿고 맡겨야 한다는 말은 아니야. 모두가 제 능력과 경력에 맞게 주어진 몫과 의무를 다할 거라고 믿으라는 뜻이야. 사실 누구나 실수를 할 수 있으니, 의료진은 환자의 안전을 위해 서로서로 지켜봐야 해. 더구나 동료가 아직 경험이 부족한 간호사나 수련의(인턴)라면, 혹시 있을지 모를 실수를 미연에 방지하고 부족한 부분을 돕기 위해서라도 곁에서 잘하고 있는지 확인해야겠지.

팀 내의 의료진이 각기 다른 의견을 내어 논의하다가 자신의 의견이 밀리는 상황이 되었을 때, "저는 환자를 생각해서 하는 말이에요." 하고 주장하는 사람이 간혹 있어. 물론 이 말은 진심일 거야. 하지만 병원에서 일하는 우리가 모두 환자를 생각하고, 환자를 위해 최선의 선택을 하고, 환자를 잘 돌보기 위해 노력한다는 것은 기본 전제 같은 거야. 굳이 입 밖으로 꺼내지 않아도 되는 기본 원칙. 따라서 누군가가 논쟁 끝에 무기처럼 그런 말을 꺼낸다면, 그 말을 들은 사람의 마음에는 '그렇다면 나는 환자 생각을 안 한다는 건가?', '나는 당신보다는 환자 생각을 덜 하는 나쁜 의료진이라는 뜻인가?'라는 생각이 가장 먼저 들 거야. 같은 팀원에게 그런 생각이 들게 하고도 팀워크가 잘 이루어질까? 그러니 팀워크를 위해서는 자기만큼 다른 의료진도 환자를 생각하고 돌보고 있다는 것, 각자 역할은 다르지만 팀 안에서 환자를 위해 제 몫을 하고 있다는 것을 믿어야 해.

팀워크를 잘하는 비결 둘 ― 자기 위치 알기

팀워크를 잘하는 두 번째 비결은, 팀 내에서 자기 위치를 알고 제 몫의 일을 잘 해내는 거야. 조별 과제를 하는 상황을 떠올려 볼까? 누구는 자료를 조사하고, 누구는 그 자료들을 정리하고, 누구는 그걸 발표 자료로 만들고, 누구는 이 모든 일이 잘 진행되는지 점검하겠지. 함께 논의도 하고 말이야. 병원 일도 같아. 특히나 병원 일은 간호사, 의사 같은 직무에 따라 각자의 일이 명확하게 나뉘어 있고, 같은 간호사라도 직책에 따라 하는 일이 달라지지. 같은 평간호사라도 1년 차 간호사와 5년 차 간호사가 하는 일에는 차이가 있어.

그렇다면 이제 막 입사한 간호사에게 바라는 것은 무엇일까? 적극적으로 업무에 임하고, 노력하는 자세로 배우고 익히는 것이야. 신규 간호사에게 중요한 간호 결정을 맡기는 병원은 없어. 만약 있다면, 그런 곳은 간호사인 나 자신과 환자 모두에게 위험한 곳이니 당장 사표를 내야겠지. 2년 차 정도 되는 간호사에게는 그간 배우고 익힌 것이 있으니 지시한 일을 잘 수행하기를 바랄 거야. 3년 차 정도 되면 문제점을 예측하고 예방하거나, 문제 발생 시 해결하려고 애쓰는 모습을 바랄 거고. 그렇다면 나처럼 십 년 이상 일한 간호사에게는 무엇을 바랄까? 나는 매일매일 상황에 따라 결정을 내리고, 간호사들의 역량에 맞춰 일을 나누어 주고, 그 일들이 잘 진행되는지 확인하고, 중간에 생긴 문제를 해결하고, 결과에 책임지는 역할을 해.

연차에 따른 역할은 직책을 통해 직무 내용으로 주어지지만, 그에 앞서 함께 근무하는 선배 간호사들이 일하는 모습을 관찰하며 자연스럽게 익히게 되지. 응급실이 있고 중환자실이 있는 큰 병원은 너도 잘 알다시피 삼교대 근무를 하고, 각 근무 시간엔 다양한 연차의 간호사들이 자신이 맡은 일을 해. 그런 모습을 일할 때마다 관찰하며 매일매일 조금씩 배워 나가는 거야. 그러면서 '팀에서 내 위치가 여기니까 나는 이러이러한 역할을 하면 되겠구나!' 하고 깨닫게 되지.

어렵지는 않아. 하루하루 성실히 일한다면 누구나 할 수 있어. 우리는 모두 당당하게 간호사 면허를 딴 간호사니까.

팀워크를 잘하는 비결 셋 ― 태도

팀워크를 잘하는 세 번째 비결은, 의사소통에 대해서 찬찬히 살펴보는 거야. 직접 만나 이야기하고, 전화 통화를 나누고, 이메일을 주고받는 것과 같은 의사소통의 방식 말고도 생각할 거리는 많거든. 일을 하다 보면 크고 작은 다툼을 특히 자주 벌이는 동료를 만나고는 해. 그런 동료 가운데는 실제로 잘못을 자주 저지르기 때문에 다툼의 중심에 서는 사람도 있지. 그런가 하면 잘못한 게 하나도 없는데 자주 다투는 사람도 있어. 잘못도 안 했는데 티격태격하는 거야. 대체 왜 그럴까?

지금까지 내가 관찰한 바로는, 많은 경우 누가 잘하고 누가 잘못했느냐 같은 일의 내용이 아니라 대화의 방식에서 갈등이 싹텄어. 일을 하다 무언가 이상한 점을 발견했을 때, "누가 이따위로 한 거예요?" 하는 사람과, "이렇게 한 이유가 있나요? 혹시 제가 모르는 변경이 있었어요?" 하는 사람 중 누구와 좋은 대화가 이루어질까? 또 너도 경험했겠지만, 같은 내용이라도 목소리 톤, 표정, 몸짓 같은 비언어적 표현에 따라 상대가 다르게 받아들여. 그러니 평소 말할 때 네 목소리와 표정이 어떤지, 어떤 몸짓을 하는지 잘 알아차리는 연습을 해야 해.

그리고 전화 통화. 예를 들어 전화가 울려서 "안녕하세요, 수술실 정인희 간호사입니다." 하고 받았더니 상대방이 짜증 내는 목소리로 대뜸 "아니, 그 환자 왜 아직도 수술실로 안 불러요?" 한다면 기분이 어떻겠니? '나랑 싸우자는 건가? 오늘 기분도 별로인데 한판 붙어?' 싶겠지? 그러니 먼저 자기가 누구인지 밝힌 다음, 전화를 건 이유를 차분하게 설명하도록 하자.

요즘엔 이메일을 통한 의사소통도 많아. 이메일은 특히 주의해서 써야 해. 이메일을 보낼 때는 대화나 전화 통화를 할 때처럼 부족한 부분은 곧바로 보충 설명하고, 웃음이나 간단한 농담을 통해 네가 상대방에게 나쁜 뜻을 품고 있지 않다는 걸 보여 줄 수 없지. 그러다 보니 자칫하면 네가 전하려던 뜻을 상대방이 잘못 받아들여 갈등이 빚어지기도 하지. '이게 오해가 있고 말고 할 내용인가?' 싶게 간단명료한 사항조차 이메일을 받은 사람이 자신의 상황과 틀에 맞춰 다르게 해석하고는 해. 따라서 이메일을 쓸 때는 반드시 예의를 갖추면서 메시지를 간단명료하게 써서, 네가 전하려는 뜻이 오해 없이 잘 전달되도록 신경을 써야 해.

거친 의사소통 때문에 불필요한 감정적 다툼을 만들지 않도록 가끔 스스로 이렇게 물어보자. '나는 주변 사람들과 어떻게 소통하고 있지?' 그렇게 자기 자신을 돌아보면서 의사소통 방식을 다듬다 보면 이 문제로 큰 고민을 하지 않게 될 거야.

그때그때 상황에 맞출 줄 알아야 해

그런데 친절하고 차근차근 설명하는 의사소통 방식이 적절하지 않은 상황도 있어. 누군가는 그런 상황에서 상처를 받기도 하지. 그럴 수도 있다고 생각해 본 적이 없었는데, 몇 년 전 어느 신규 간호사가 얘기해 줘서 비로소 알게 되었어.

그럼 어떤 상황이 그런 상황일까? 예를 들면 응급상황이 그래. 응급상황이 벌어지면 의사소통은 매우 직설적이고 간소한 형태를 띠게 돼. 그 누구도 응급상황에서 "저기, 죄송한데 이 약물을 이만큼 뽑아서 ○○○ 환자에게 정맥으로 주시면 안 될까요? 감사합니다."라고 하지 않아. 응급상황이 처음이라 당황해하는 신규 간호사에게 "이런 상황은 처음이지? 괜찮으니까 여기 서서 우리가 일하는 모습을 관찰해. 도움이 안 되는 것 같아 미안한 마음은 갖지 않아도 돼." 하고 말하지도 않지. "정 간호사, 에피 1밀리그램!", "빨리!", "물러서!"처럼 최대한 간결하고 빠르게 명령하듯 말하지.

이런 상황이 익숙한 의료진은 상황이 끝난 후 그 누구도 '아니, 그 선생님은 왜 나에게 그런 식으로 말한 거야?'라고 생각하지 않아. 하지만 나에게 얘기한 신규 간호사는 응급상황을 처음 겪고 나서 내게 면담을 신청했어. 다들 소리 지르며 자기를 혼내는 것 같아 힘들었다고 하더라. 드라마에서 수없이 보고 실습하면서 관찰했더라도, 막상 내가 그 상황 안에 있으면 전혀 다른 느낌으로 다가오거든. 물론 그날의 그 일이 전부는 아니었을지도 몰라. 일은 어렵고, 실력도 잘 늘지 않고, 병원에서 자기가 별 도움도 안 되는 것 같아 마음이 무거웠던 차에, "넌 저기 서 있어!"라고 혼내는 듯한 말을 들으니 참고 있던 눈물이 뚝 떨어진 것인지도 모르지.

그렇다면 신규 간호사의 마음을 아프게 한 이런 의사소통 방식이 잘못된 것이었을까? 환자의 생명을 살려야 하는 응급상황이라는 조건을 단다면 대답이 달라지겠지.

그러니 상황을 잘 파악할 줄 알아야 해. 그래야 상황에 적절한 의사소통 방식을 결정해 실행할 수 있지. 너무 어렵게 생각하지 않아도 돼. 우리는 거의 늘 누군가와 소통하고 있잖아. 그 기회를 잘 이용하면 소통하는 능력을 기를 수 있어. 또 병원 실습을 나갔을 때 병원 사람들이 어떻게 의사소통하는지 눈여겨보도록 해. 같은 내용이라도 '저렇게 말하니까 싸움이 나는구나!', '쉽지 않은 요구인데 저렇게 말하니 상대방이 잘 받아들이네!', '나라면 이렇게 이야기할 것 같은데 저 선생님은 저렇게 이야기하시네. 저 방법도 괜찮은걸!' 하고 깨닫는 것이 있을 거야.

좋은 간호사가 되기 위한 연습

좋은 간호사의 모습은 한 가지가 아닐 거야. 환자에게 친절한 간호사일 수도 있고, 환자가 현재 의료적으로 어떤 상황에 있는지 빠삭하게 알고 있는 간호사일 수도 있고, 주사를 잘 놓는 간호사일 수도 있지. 어쩌면 이 모든 것을 두루 갖춰야 좋은 간호사로 불릴지도 모르고.

자신이 어느 위치에 있느냐에 따라서도 생각이 다를 거야. 이제 막 입사한 간호사라면 일단 기본적인 일을 배우고 익히는 것이 좋은 간호사가 되는 첫째 길이라 생각하겠지. 이와 달리 경력이 있는 간호사라면 병동 내 모든 환자의 세부 사항을 아는 것, 같이 일하는 후배 간호사들이 잘 일할 수 있도록 돕는 것 등을 생각할 테고.

내가 생각하는 좋은 간호사의 모습도 그때그때 달라져. 다정

다감한 모습으로 환자를 안정시키는 동료를 볼 때는, 좋은 간호사가 되려면 나도 조금 더 환자에게 친근하게 다가가야겠다는 생각이 들어. 또 팀을 밝은 분위기로 이끄는 간호사를 볼 때는, 팀을 긍정적으로 이끄는 것이 환자에게 가장 도움이 되는 일이 아닐까 하는 생각이 들지. 좋은 간호사의 모습은 학회에 참석해서 새로운 지식을 배운 뒤에도, 주변 사람들이 하는 병원 이야기를 듣고서도 달라질 수 있지.

이렇게 생각이 바뀌더라도 '좋은 간호사가 되고 싶다는 마음'만은 내 안에서 흔들리지 않아. 그리고 그 이상적인 모습에 한 발짝이라도 더 다가서기 위해 계속 노력하지.

좋은 간호사는 사람을 생각하는 사람

좋은 간호사가 되기 위한 첫 번째 조건은 간호학과에서 배우는 과목들을 제대로 이해하는 것이야. 당연한 거니까 이에 대해서는 더 설명할 필요가 없겠지.

좋은 간호사가 되기 위한 두 번째 조건은 사람과 삶에 대해 깊이 생각하는 거야. 간호는 환자라는 '사람'과의 관계 속에서 이루어져. 그리고 환자는 병명이 아니야. 비록 지금은 병으로 고통받고 있더라도, 환자들은 모두 각자의 삶을 사는 서로 다른 사람들이야. 나는 진단명이 아닌 한 명의 사람으로 환자를 이해하고 간호해야 한다고 생각해. 그러지 않는다면 사람을 물건 취급 하는 것과 다를 바 없겠지.

우리는 평범한 직장인들과는 달리 아픈 사람, 갑작스러운 사고를 당한 사람, 죽어 가는 사람 들을 매일 만나. 그런 사람을 간호한다는 것은 간단치 않은 일일 수 있어. 그 사람의 삶을 어루만지는 것이 필요하기 때문이야. 그러려면 사람과 삶을 잘 파악할 수 있어야 하는데, 이를 위해서 영화를 보거나 소설을 읽는 간호사도 있고, 철학책을 읽는 간호사도 있고, 퇴근 후 환자가 처한 상황에 대한 생각에 잠기는 간호사도 있고, 주변 사람들과의 관계를 찬찬히 되짚는 간호사도 있지.

사람에 대한 생각에 늘 골몰할 필요는 없지만, 새로운 환자를 만나거나 병실을 드나드는 환자의 가족을 만났을 때 잠깐이나마 삶의 의미를 되짚다 보면, 환자는 물론이고 가족, 동료, 친구를 바라보는 눈과 대하는 태도가 달라져. 상대방의 처지를 되짚을 줄 아는 사람이 되는 거야. 그러면 상대방도 너를 달리 보겠지. 너를 좋은 사람이라고 생각할 거라는 뜻이야. 좋은 간호사가 되고 싶었을 뿐인데 좋은 사람까지 될 수 있다니, 이런 것이야말로 일석이조겠지?

경험이 너에게 힘이 되어 줄 거야

그리고 나는 네가 간호사로 취업하기 전에 간호와는 전혀 관련 없는 일들을 되도록 많이 경험하면 좋겠어. 그렇다고 아무 경험이나 닥치는 대로 해 보라는 뜻은 아냐. 모든 경험이 좋은 경험도 아니고, 꼭 무엇을 경험해야만 어떤 것을 깨닫는 것도 아니며, 경험이 많다고 반드시 더 현명해지는 것도 아니니까. 하지만 미리 겁에 질려서 안전하고 익숙한 것만 하려 든다면, 너는 네가 아는 좁은 세계 안에서 맴돌며 지금의 너에서 멈추게 될지도 몰라.

현실적인 조언 하나 해 줄까? 막연하게 더 많은 경험을 통해 시야를 넓히고 싶다고 생각하지 말고 구체적으로 어떤 경험을 하고 싶은지, 그것을 통해서 무엇을 얻고 싶은지, 그러한 경험에 어떤 의미가 있는지 등을 미리 충분히 헤아려 봐. 그렇게 생각을 정리한 다음에 실행에 옮기는 거지.

왜 그래야 할까? 미리 충분히 생각하고 목적과 방향을 정해 두면, 예상했던 방향과 다르게 일이 진행되더라도 알맞게 대처하기가 더 쉽기 때문이야. 갈림길에 섰을 때 최초의 목적을 떠올리면 선택도 빠르고 적절하게 할 수 있고, 계속 해야 할지 말아야 할지 판단하는 데도 도움이 되고, 포기해야 하는 것에 대한 미련도 얼른 접을 수 있어. 또 미리 생각하는 과정에서 경험의 가치를 알아

보는 훈련이 자연스럽게 이루어지기 때문에, 예상과 다르게 흘러가는 경험 속에서 뜻밖의 가치를 발견하여 그 경험에 더 적극적으로 뛰어들 수도 있지.

너는 어떤 새로운 경험을 해 보고 싶어? 외국에서 1년 살기? 연기나 방송 댄스 배우기? 아니면 해외 자원봉사? 나는 좋아하는 스포츠 경기를 보다가 '경기 자원봉사를 하면 좋아하는 선수도 가까이서 보고, 현장 진행자에게만 허락된 경험을 할 수 있겠지?' 하는 생각이 들어서 자원봉사를 한 적이 있어. 그 경험이 지금의 나에게 어떤 도움이 되었는지는 잘 모르겠어. 다만 지금도 가끔 그때 일을 떠올리며 혼자 기분 좋게 웃고는 해. 이러는 것을 보면 그 경험을 통해 내가 풍요로워진 것만은 분명한 것 같아.

떠오르는 경험이 또 하나 있어. 나는 어릴 적부터 어떤 악기로든 오케스트라에서 연주를 해 보고 싶었어. 하지만 대학에 들어가기 전까지는 악기 연주를 배울 기회도 많지 않았던 데다, 오케스트라에 단원으로 들어갈 기회는 아예 없었지. 그러다 대학생이 된 뒤 아르바이트로 돈을 벌어 플루트를 구입해 배우기 시작했지. 실력은 보잘것없었지만 얼마 후 동네 아마추어 오케스트라에도 들어갔고.

오케스트라 활동은 간호사가 된 뒤에도 계속했어. 신규 간호사 시절, 이제 막 취업한 병원에서는 아는 것도 잘하는 것도 없어

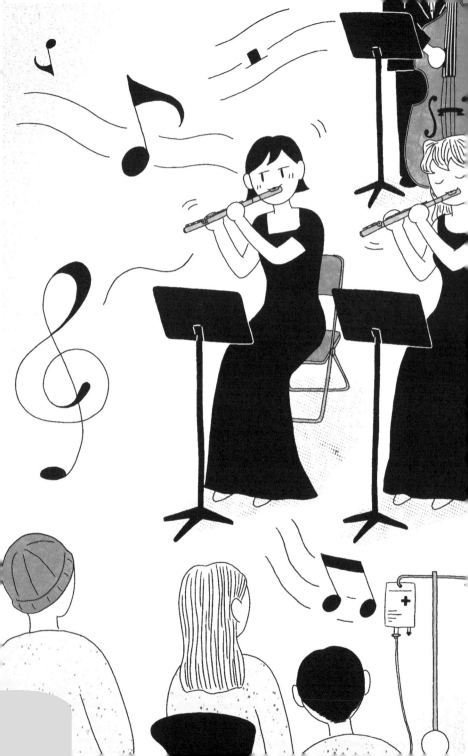

서 '나는 쓸모없는 간호사인가?' 하는 자괴감을 자주 느꼈어. 그렇지만 일주일에 한 번 오케스트라 활동을 할 때면 평소와 다른 내가 된 것 같았지. 덕분에 조금밖에 남지 않은 자존감이 사라지지 않도록 지킬 수 있었어. 그래서 병원 근무로 피곤하고 힘들어도 오케스트라 활동을 계속했는데, 그 아마추어 오케스트라가 내가 일하던 병원 강당에서 봉사 활동으로 환자들을 위해 연주하게 된 거야. 간호사가 아닌 아마추어 오케스트라 단원으로 환자들 앞에 선 경험은 굉장히 특별했어. 난 어제와 똑같이 아직 실력이 한참 모자랐지만, 연주회 후 자신감이 생기면서 앞으로 잘 해낼 수 있을 것 같은 기분이 들었지.

너의 경험들은 네가 간호사로 살아갈 때 어느 순간 짠 하고 나타나 힘이 되어 줄 거야. 그 경험들이 너를 더 좋은 간호사, 더 좋은 네가 되도록 도와줄 거야. 그러니 간호사가 되어 일 때문에 시간을 내기 힘들기 전에, 아직 일에 매여 있지 않아서 상대적으로 자유로운 학생일 때, 네가 정말 해 보고 싶은 경험을 꼭 해 보길 바라.

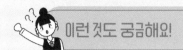

수술실 일은 재밌나요?

물론이야. 모든 일이 재밌지는 않지만, 나는 나를 포함한 모든 간호사가 각자의 자리에서 일하면서 특히 더 재밌고, 보람 있고, 관심이 가는 분야를 만난다고 생각해. 내 경우를 예로 들자면, 지난 십 년간 나의 최대 관심사는 일반외과에서 진행하는 간담췌('간, 담도, 췌장'을 줄인 말) 수술이야.

내 얘기를 본격적으로 하기 전에 외과에 대해서 간단히 설명할게. 외과란 일반외과, 흉부외과, 정형외과, 신경외과, 혈관외과, 성형외과, 이비인후과, 비뇨기외과, 안과 등을 모두 아울러 부르는 말이야. 각 과는 다시 세부 과목으로 나뉘는데, 예를 들어 일반외과는 크게 내분비외과(갑상선, 부갑상선, 부신), 상부위장관외과(식도, 위, 십이지장 근위부), 하부위장관외과(십이지장 원위부, 소장, 대장, 직장, 항문), 유방외과, 간담췌외과로 나뉘지. 정형외과 역시 마찬가지여서 고관절 전문 의사도 있고, 무릎이나 어깨를 전문으로 하는 의사, 무릎 인대를 전문으로 하는 의사 등 다양한 세부 과목으로 나뉘어. 인간의 몸이 복잡하고 실수가 용납될 수 없는 영역이다 보니 세부 분야로 나누어서 그 분야를 전문으로 하는 의료진이 환자를 보는 거야.

수술실에 근무하면 이 모든 외과를 돌며 훈련을 받아. 병원마다 수술실 규모와 운영 방식이 달라서 한 가지로 설명할 수는 없지만, 수술실 사정에 따라, 본인의 경력과 실력, 의지에 따라 수술실 간호사는 자신의 전문 분야를 선택할 수 있는 상황을 맞기도 해.

나는 간담췌 수술을 중점적으로 해 왔어. 그렇다고 다른 수술을 하지 않는 것은 아니야. 간담췌 수술은 많지 않아서 간담췌 수술이 없는 날엔 다른 수술을 해야 하지. 그리고 맹장 수술처럼 응급 환자가 많은 수술은 매일 하다시피 하고. 또 저녁 근무나 밤 근무, 주말 근무 때면 어떤 응급 수술이 생길지 알 수 없어.

그리고 간담췌 수술을 매일매일 해야 한다면 그것 또한 큰일일 거야. 다른 암에 비해 생존율이 높지 않은 간암, 담도암, 췌장암 환자가 매일 수술이 있을 정도로 많다면, 그건 한 개인이나 가족의 문제가 아니라 당장 해결책을 마련해야 할 커다란 사회적 문제일 테니까. 그렇다 보니 병원 운영을 위해 간담췌 수술을 하지 않는 병원도 있고, 유명한 간담췌 센터가 있어서 전국 각지에서 환자가 몰려와 하루가 멀다 하고 간담췌 수술을 하는 병원도 있고, 내가 일하는 병원처럼 일주일에 하루만 간담췌 수술을 하는 병원도 있어.

그렇다면 나는 왜 간담췌 수술에 흥미를 느끼게 되었을까? 이유는 간단해. 간담췌 수술이 우리 병원에서 하는 수술 중 가장 까다로워 보였기 때문이야. 이 까다로운 수술을 잘 해낸다면 성취감이 클 것 같았는데, 해 보니 실제로도 그랬어. 자존감을 올리는 데는 성취감이 최고의 먹이인데, 간담췌 수술 하나 잘 끝내고 나면 괜히 혼자 으쓱해져서 자존감도 올라가고 기분도 좋았거든. 거기다 백 명의 수술실 간호사 중 다섯 명 정도만 능숙하게 해낼 수 있는 수술을 하게 된다면 병원 생활이 조금 쉬워질지도 모른다는 속셈도 있었지. 정말로 그렇게 되었느냐고? 응, 실제로도 그랬어.

간담췌 수술만큼은 아니지만, 나는 정형외과 수술에도 흥미를 느껴. 정형외과 수술에서는 수술하는 뼈와 골절 상태, 위치에 따라 수많은 보철물을 이용해. 이를테면 수많은 레고 세트가 있는 셈인데, 각 세트를 익히고 잘 알게 되는 것이 재밌더라. 이 밖에도 요즘에는 안과 수술에 슬슬 관심이 가는 중이야.

이런 말이 어떻게 들릴지 모르겠는데, 나는 게임에서 퀘스트를 하나하나 완수하는 기분으로 다른 분야에 기웃거리고는 해. 잘 하지 않던 수술에 들어가 배우고 익혀서 잘하는 기분이 들면 혼자 또 으쓱해져서, 남들이 알아주지 않더라도 속으로 콧노래를 부르며 병원 생활을 하는 거지.

이처럼 개인적이고 사소해 보이는 이유 때문이 아니라, 원대한 계획과 바람을 가슴에 품고 분야를 정해서 경력을 쌓아가는 간호사도 물론 많아. 나 또한 어느 정도는 그런 면이 있지. 하지만 남들 눈에 조금 이상해 보일지도 모르는 이유로 어느 분야에 관심을 두고 한동안 일에 집중하는 간호사도 있어. 병원에서 일을 한다고, 나이 많은 어른이 된다고 모든 결정을 심각하게 내리는 것은 아니야. 조금 웃기지?

너의 경험들은 네가 간호사로 살아갈 때
어느 순간 짠 하고 나타나 힘이 되어 줄 거야.
그 경험들이 너를 더 좋은 간호사,
더 좋은 네가 되도록 도와줄 거야.

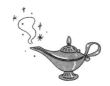

2

간호대학을 졸업하면
무슨 일을 할까?

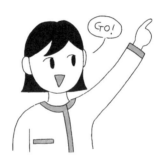

Nursing can take you everywhere! 간호사 면허가 있으면 무엇이
든 할 수 있어! 분야도 다양하지만 지역도 가리지 않아. 네가 바라기만
한다면 병원 간호사뿐 아니라 다양한 직업을 선택할 수 있지. 그렇다면
어디에서 무슨 일을 할 수 있을까? 그 널따란 직업의 세계 속으로 함께
들어가 보자.

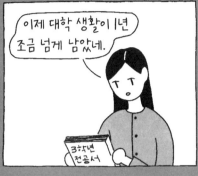

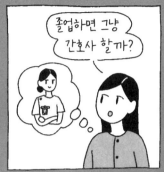

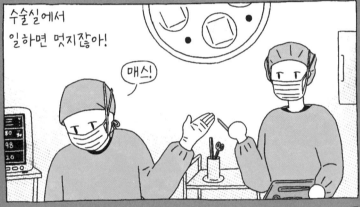

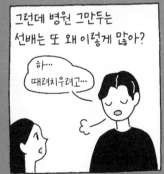

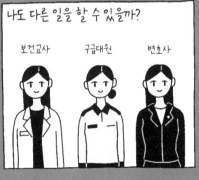

첫 직장 생활은 어디에서 할까?

간호대학을 졸업하면 무슨 일을 할 수 있을까? 가장 먼저 떠오르는 건 아마 병원에서 간호사로 일하는 모습일 거야. 간호사 면허로 할 수 있는 일은 다양하지만, 간호학과 졸업생 대부분이 병원 간호사로 첫 직장 생활을 시작하니 당연히 그럴 수밖에.

우리가 평소 '병원'이라고 부르는 곳은 의료법에 '의료기관'이라고 적힌 곳이야. 의료기관은 병상 수, 진료 과목 등에 따라 의원, 병원, 전문병원, 종합병원, 상급종합병원으로 나뉘지. 간호대 졸업생은 보통 종합병원이나 상급종합병원으로 취업해. 종합병원 생활을 몇 년 한 뒤에는 그보다 규모가 작은 병원이나 의원, 보건소나 학교(보건교사)로 이직하기도 하지만, 종합병원 이상의 병원에서 직장 생활을 계속하는 간호사가 더 많지. 학생 때 하는 실습 또한 대부분 종합병원이나 상급종합병원에서 이루어지므로, 간호사를 꿈꾸는 너는 언젠가 종합병원 이상의 병원에서 한동안 생활하게 될 거야.

우리나라에서 크고 유명한 병원 이름을 몇 개 떠올려 보자. 네가 떠올린 그 병원들은 아마도 상급종합병원일 거야. 그 병원들에서 일하는 것을 간호학과 학생 대부분이 꿈꾸고 있어. 그렇다면 왜 동네 의원이나 작은 병원이 아닌 상급종합병원을 목표로 할까? '나는 집 근처 의원에서 경증 환자를 돌보고 싶어.' 하고 생각하는 간호학과 학생은 왜 적을까?

현실적인 이야기를 먼저 할게. 규모가 큰 병원은 그렇지 않은 병원에 비해서 대부분 급여가 높아. 매우 현실적이지? '아니, 봉사 정신으로 환자를 돌봐야 하는 간호사가 월급을 따진다고?' 어쩌면 너는 이런 생각을 할지도 모르겠다. 환자를 향한 헌신과 봉사 정신은 물론 중요해. 하지만 목표가 헌신과 봉사라면 병원보다는 의료 봉사 단체가 더 어울리지 않을까 싶어.

직업을 갖는다는 것에는 자아실현을 한다는 의미도 있어. 그렇지만 대부분의 사람에게 직업이란 경제생활을 위해 하는 일로서의 의미가 더 클 거야. 작게는 자기 삶을 꾸려 나가고, 크게는 사회를 유지하기 위해 일하고 돈을 벌어 쓰는 거지. 월급이 얼마인지는 하나도 중요하지 않고 자아실현에만 집중해도 되는 사람도 있겠지만 대부분의 우리는 그렇지 않아. 일의 강도가 더 높더라도,

똑같이 간호사라는 직함을 달고 매일 똑같은 시간 근무하면서 월급을 더 많이 받을 기회를 저버리고 싶은 사람을 찾기는 쉽지 않을 거라고 생각해.

또 한 가지 현실적인 이유는, 규모가 큰 병원일수록 더 다양한 환자를 볼 기회가 있다는 점이야. 좀 더 복잡한 검사, 진단, 치료, 관리가 필요한 환자의 경우 동네 의원에서 상급 병원으로 진료 의뢰를 해. 따라서 작은 병원에서는 만나기 힘든 환자를 상급 병원에서는 돌볼 수 있지.

의료인에게 다양한 의학적 경험은 좋은 경력이 돼. 이를테면 기초반 수업만 들은 학생과 기초반 수업을 마스터한 뒤 심화반 수업까지 들은 학생의 차이와 비슷하달까? 그렇다 보니 누군가 자신의 의료 경험에 대해 얘기하는 것을 듣다 보면, '이 간호사는 이 정도 규모의 병원에서 어느 기간쯤 일했겠구나!' 하고 짐작할 수 있지 (물론 이 짐작이 항상 맞는 건 아니지만). 따라서 종합병원이나 상급종합병원에서의 경력은 이력서에서 강력한 한 줄이 돼. 다양한 것을 경험하고 배웠으며 그에 걸맞은 실무 지식을 쌓았다는 의미니까. 간호사 생활 내내 큰 병원에서 근무할 필요는 없지만, 이삼 년이라도 큰 병원에서 일한 경력이 이후 간호사로 어디에서 어떤 일을 하건 큰 도움이 된다고 많은 경력자들이 말하는 데는 다 이유가 있지.

간호대학 졸업생들이 종합병원 이상의 병원에서 첫 직장 생활을 시작하는 이유에는 이 두 가지 현실적인 이유 말고도 여러 다른 이유가 있어. 예를 들면 나처럼 남들이 다 가니까 별다른 생각 없이 집에서 가까운 종합병원을 선택한 간호사도 있고, 병원이 배경으로 나오는 드라마나 소설, 수필을 읽고 그 이미지를 떠올리며 지원한 간호사도 있지. 나 역시 간호사인 나를 떠올렸을 때 그 배경은 항상 종합병원이었던 것 같아. 그래서 더욱더 아무런 의심 없이, 종합병원 이외의 선택지는 한 번도 생각하지 않고, 종합병원에 지원했어.

네가 막연히 그려 본 미래의 간호사인 너는 어디에서 어떤 모습을 하고 있어? 지금 한번 떠올려 볼래?

나는 병원에서 무슨 일을 하면 좋을까?

간호사가 무슨 일을 하는지 정리해서 말해 볼래? 잘 알고 있다고 생각했는데, 막상 말하려 하니 뭐라고 이야기해야 할지 잘 모르겠지? 간호사의 업무는 의료법에 분명하게 적혀 있어. 어렵지 않으니까 한번 읽어 보자. 국가법령정보센터에 나와 있는 의료법 제2조 2항 5호에 따르면 간호사의 업무는 다음과 같아.

가. 환자의 간호 요구에 대한 관찰, 자료 수집, 간호 판단 및
    요양을 위한 간호
나. 의사, 치과의사, 한의사의 지도하에 시행하는 진료의 보조
다. 간호 요구자에 대한 교육, 상담 및 건강 증진을 위한 활동의
    기획과 수행, 그 밖의 대통령령으로 정하는 보건 활동
라. 간호조무사가 수행하는 업무 보조에 대한 지도

어때, 한눈에 정리되지?

병원에서 간호사들은 각자가 속한 부서에 따라서 비슷한 듯 다른 간호를 해. 왜 그럴까? 어떤 병원에서 일하느냐, 어떤 부서에서 일하느냐에 따라서 환자의 특성이 달라지고 그에 따라 간호의 내용도 달라지기 때문이야. 간호조무사를 찾아보기 힘든 상급종합병원과 달리 복잡한 간호가 덜 필요한 의원에서는 간호조무사를 많이 고용한다고 해. 따라서 의원에서 일하는 간호사라면 상급종합병원의 간호사가 하지 않는 '간호조무사가 수행하는 업무 보조에 대한 지도'를 매일 수행하겠지? 수술실에서 근무하는 나는 주 업무가 '의사의 지도하에 시행하는 진료의 보조'이기에, 병동 간호사들이 많이 하는 '간호 요구자에 대한 교육, 상담'은 거의 하지 않아. "이 약은 이 시간에 이렇게 드셔야 해요." 같은 복약 지도를 해 볼 기회가 거의 없었지. 그리고 중환자실 간호사만큼 '환자의 간호 요구에 대한 관찰, 자료 수집, 간호 판단 및 요양을 위한 간호'를 집중적으로 하는 간호사는 없을 거야. 중환자실 간호사는 환자 옆에 딱 붙어서 24시간 간호하니까.

상급종합병원에서 간호사의 근무지는 크게 외래, 일반 병동, 특수 파트로 나눌 수 있어. 이런 분류는 법이나 학문에 근거를 둔 건 아니고 현장에서 간호사들끼리 쓰는 방식이야. 외래는 입원해 있지 않은 환자들이 진료를 보러 오는 곳으로, 짧은 시간 동안 의사를 만나 진료를 받고 대부분 집으로 돌아가지. 일반 병동은 내과 병동, 외과 병동, 산부인과 병동, 소아청소년 병동, 정신건강의학과 병동 등으로 나뉘어. 특수 파트로는 수술실, 중환자실, 응급실, 분만실 등이 있지. 그 외에 건강검진실 같은 곳에서 일하는 간호사도 있고, 간호 행정을 담당하는 극소수의 간호사도 있어.

부서마다 환자의 특성과 하는 일이 다르니 각 부서의 특징이 있겠지? 그래서일까, 한 부서에 오래도록 근무한 간호사들은 처음 본 간호사를 잠깐 관찰한 뒤에 '이 사람은 우리 부서에 잘 맞겠다' 또는 '이 사람은 우리 부서 말고 ○○부서에 잘 어울릴 것 같아' 같은 생각을 종종 한다고 해. 이건 내 얘기기도 해. 수술실에서 오래 일하다 보니 누군가를 보고 이 사람은 수술실에 맞겠다, 또는 안 맞겠다, 수술실에서 일한다면 어떤 부류의 수술을 잘하겠다 하고 생각하고는 하거든.

어떤 부서에 어떤 간호사가 어울릴까?

이제 각 부서에 어떤 사람이 어울리는지 한번 살펴보자.

일단 내가 일하는 수술실 이야기 먼저 할게. 수술실은 문제가 생겼을 때 빠르게 해결할 수 있는 사람에게 적합해. 환자는 마취

상태로 수술을 받는 중이잖아. 따라서 어떤 문제가 생기면 '한 시간 뒤에 해결해야지' 혹은 '어떻게든 되겠지' 같은 일은 절대 없어. 문제가 생기는 즉시 해결하지 않으면 환자가 위험해질 거야. 그리고 수술 중 예기치 못한 일이 생겼을 때 당황하지 않고 침착하게 할 일을 할 수 있는 차분함이 필요해. 너라면 수술 중 갑자기 혈관에서 순식간에 1리터의 출혈이 발생했는데 공황 상태에 빠져 안절부절못하는 수술실 간호사를 상상할 수 있겠니? 스트레스 상황에서 평정심을 잃지 않고 빠르게 대처하는 능력은 수술실 간호사가 갖춰야 할 필수 조건이야.

다음으로 중환자실을 살펴보자. 중환자실 환자들은 대부분 한 가지 문제가 아니라 여러 가지 문제를 동시에 갖고 있어. 더군다나 그 문제들은 보통 문제도 아니고 생명을 위협하는 것들이야. 그렇다 보니 중환자실 간호사로 일하려면 많은 공부를 오랫동안 할 각오를 해야 해. 각 검사와 약물에 통달해야 하고, 환자의 상태를 꼼꼼하게 관찰할 수 있어야 하지. 또 환자의 목숨을 위협하는 문제점에 집중하는 동시에 환자가 처한 상황을 전체적으로 그리며 문제들이 서로 어떻게 엮여 있는지 파악하는 능력 또한 중요해.

이와 달리 외래에는 하루에도 수십 명, 많게는 백 명 넘는 환자가 방문하지. 그러니 인사를 하거나 소소한 이야기를 잠깐 나누기를 즐기고, 많은 사람을 상대해도 지치지 않는 간호사가 잘 맞을 거야. 낫지 않는 오랜 지병으로 병원을 정기적으로 오가며 신경이 예민해진 환자가 있다면, 그런 분도 서글서글하게 잘 맞을 수 있는 간호사, 새로운 병원에서 외래 진료를 처음 받는 환자에게 하나하나 잘 설명해 줄 수 있는 간호사가 적임자겠지.

소아청소년과가 어떨지는 너도 짐작되지? 아기 울음소리에 신경이 날카로워져서 하루 종일 인상을 찌푸리고 일하는 간호사가 소아청소년과 병동에 있는 상황은 상상이 잘 안 될 거야. 소아청소년과 간호사는 무엇보다 아이들을 좋아하는 사람이어야 해. 그 애정을 바탕으로, 아픈 아이 때문에 어쩔 줄 몰라 하는 부모를 이해하고 안정시키고, 아픈 아이의 팔에 주삿바늘을 푹 찔러 넣을 수 있어야 해.

외과 병동은 어떨까? 외과는 거의 모든 환자가 수술을 받고 병동에 며칠 입원했다가 퇴원하는 부서야. 퇴원 후에 다른 문제가 생겨서 다른 수술을 받기 위해 오는 환자는 있어도, 내과처럼 같은 병 때문에 몇 번이고 다시 오는 경우는 드물어. 수술받는 것은 큰일이지만, 수술을 받으면 대부분 병원에 올 수밖에 없었던 문제가 일부라도 해결되기 때문에 환자들도 희망을 품고 치료를 받고 재활을 하지. 환자의 특성이 그렇기 때문인지, 외과 병동을 생각하면 호탕하고 씩씩한 간호사들이 떠올라. 전날 수술을 받아 숨쉬기도 힘들어하는 환자에게 "환자분, 아프시더라도 일어나서 걸어 다녀야 회

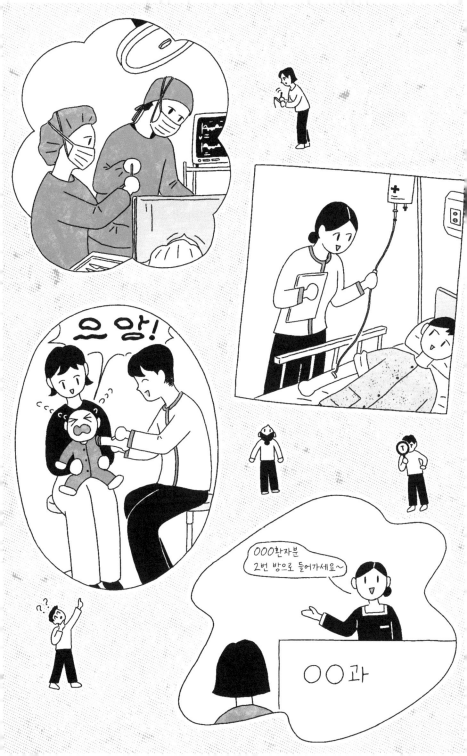

복이 빨라요. 아침저녁으로 병동 걸어 다니시는지 제가 지켜볼 거예요!" 하고 유쾌하게 말하는 모습 말이야.

내과 병동에는 오랜 지병이 있는 환자나 약물로 치료하면서 경과를 관찰하는 환자가 많지. 내과 환자 가운데는 자신의 병과 약에 대해서는 물론이고, 입원과 퇴원을 여러 번 반복하다 보니 병원 시스템이나 간호사 개인에 대해서도 잘 아는 경우가 많다고 해. 따라서 내과 병동에서 일하는 간호사로는 병원 오가기를 반복하며 지쳐 있는 환자를 다독이고, 그런 환자와 치료적 관계를 잘 맺을 수 있는 사람이 좋겠지? 나는 문제가 생기면 빠른 시간에 해결하고 다음 과제로 넘어가는 데서 성취감을 느끼는 타입이라, 환자가 입원과 퇴원을 반복하는 것을 보는 게 힘들 것 같아. 하지만 많은 내과 간호사는 그런 환자를 오래도록 돕는 것에서 성취감을 느낀다고 해.

어때? 간호사가 되어 어떤 부서에서 일하면 좋을지 대충 감이 오니? 기본적인 내용만 설명한 거라 정보가 충분하지 않을 거야. 지금까지의 설명을 읽고 관심이 가는 부서가 생겼다면 책을 찾아보자. 다양한 부서의 간호사들이 자신이 하는 일에 관해 쓴 책을 보면 좀 더 분명하게 너의 미래를 그려 볼 수 있을 거야.

그런데 그보다 더 정확한 방법이 있어. 바로 병원 실습을 나갔을 때 그 기회를 활용하는 거야. 가장 다양한 부서를 경험하는 시기가 바로 학생 간호사 시절이야. 그러니 실습 기회가 왔을 때 '아,

피곤한데 언제 끝나나?' 하며 실습 끝날 시간만 기다리지 말고 네가 실습을 나간 병동의 특징을 파악하기 위해 노력해 봐. 자기가 어떤 사람인지 잘 살피면서 병원 내 각 부서를 유심히 관찰하다 보면, 간호사가 되었을 때 너도 환자도 동료도 힘들어질 부서와 '이 부서라면 적응 잘해서 일을 착착 해낼 것 같아!' 싶은 부서가 어느 정도 머릿속에 그려질 거야. 앞으로 너는 어떤 부서에서 간호사로 일하게 될까?

간호사는 전문직일까?

'전문직' 하면 어떤 사람들이 떠오르니? 의사? 변호사? 흔히 이름에 '-사' 자가 들어갔으며 전문 지식이나 기술이 필요한 직업을 전문직이라고 불러. 그럼 간호사도 전문직일까? 법률적으로 본다면 간호사도 전문직이야. 의료법이라는 단행법(철도법, 저작권법처럼 특정한 사항에 관하여 만든 법률)이 존재하고, 간호 면허가 없으면 일을 할 수 없고, 간호 협회가 존재하거든.

병원에 입사해서 부서가 정해지면, 별일 없는 한 그 부서에서 간호사로 오래도록 일하게 돼. 부서마다 필요한 지식이 다르므로 한 부서에서 같은 일을 오래 하면서 지식을 쌓아 내공이 깊은 간호사가 있다면, 그건 병원과 환자 모두에게 큰 도움이 되기 때문이야. 그래서 별다른 이유 없이 짧은 주기로 간호사들을 새로운 부서로 재배치하는 병원은 드물어. 내가 일하는 호주 병원의 경우, 입사 시 간호사 자신이 원하는 부서에 지원하여 그 부서에서 일을 하게 되면 남의 뜻에 따라 부서를 옮기는 일은 거의 없어. 간호사가 갖고 있는 지식과 실무 능력을 사실상 전문 지식으로 인정하거든.

그렇다면 한국의 병원에서 일하는 간호사들은 스스로 전문직 종사자가 되었다는 느낌을 받으며 일할까? 그래, 현장의 간호사들은 그런 마음으로 일하고 있어. 하지만 아쉽게도 항상 그렇지는 않아. 종종 환자나 보호자가 속이 상한 나머지 이성을 잃고 "간호사 따위가" 같은 말을 던지기도 하고, 병원을 운영하여 수익을 내려는 목적으로 경영진은 종종 '고객 만족' 같은 단어를 쓰며 백화점이나 호텔에나 어울릴 서비스 정신을 강조하지. 어떤 때는 '이게 간호사가 하는 일이 맞나?' 싶은 일을 할 때도 있어. 예를 들면 병동의 침대를 닦는 일처럼.

간호사를 채용할 때도 병원 경영진은 경력 많은 간호사를 우대하기보다는 졸업한 지 얼마 되지 않은 신규 간호사를 먼저 뽑아. 왜 그럴까? 여러 이유가 있겠지만, 신규 간호사는 경력직 간호사보다 급여가 적다는 게 가장 큰 이유야. 병원을 평가할 때, 간호사 한 명당 환자 수는 중요한 평가 항목이야. 하지만 간호사들의 평균 경력이 얼마나 되느냐는 평가 항목에 들어가지 않지. 따라서 경영진은 비용이 덜 드는 방식으로 간호사 수를 맞출 수 있는 쪽을 선호하는 거야. 물론 이런 선택을 할 수밖에 없는 상황도 있어. 아무리 좋은 뜻으로 병원을 설립했다 하더라도, 병원에 적자가 나면 치료 장비나 연구에 투자할 돈이 부족해져서 의료진과 병원 직원, 환자에게 좋은 영향을 주기 어려워지기 때문이야.

병원 경영진이 젊은 간호사를 선호하는 데는 환자 탓도 있어. 간호사를 서비스업 종사자로 여기는 환자들이 있거든. 병원에서 일하면서 알게 되는 것 중 하나는, 나이 든 간호사보다는 예쁘고 날씬한 젊은 간호사의 말을 더 잘 듣는 환자들이 있다는 사실이야. 나이가 들었다고 젊을 때보다 실력이 더 나빠지거나 환자에게 안내를 제대로 못 하거나 하는 것도 아닌데 말이지. 실력이 기준이 아니라면, 도대체 환자는 어떤 간호사를 원하는 걸까? 병원 경영진은 병원이 환자에게 어떤 모습으로 비치기를 바라는 걸까? 병원에서 간호사는 어떤 존재인 걸까?

이런 경험은 간호사만 하는 게 아니야. 우리 사회에서는 남녀노소와 상황을 안 가리고 젊고, 날씬하고, 잘생기고, 예쁜 모습을 더 선호하거든. 대체 왜 그럴까? 왜 대기업을 퇴직하는 사람들의 연령대는 점점 낮아질까? 우리 사회에서는 오랫동안 갈고 닦은 경험과 지식을 과연 존중하고 있을까? 이런 현실을 조금씩 경험하다 보면, 여러 가지 복잡한 생각이 떠올라.

간호사에 관심 있어 이 책을 읽고 있는 너에게 희망 가득하고 밝은 미래가 그려지는 좋은 이야기만 들려줄 수 있었다면 얼마나 좋았을까? 비록 이번 글에서는 어두운 이야기를 많이 했지만, 그럼에도 나는 간호사에 대한 사회적 인식이 점점 나아지고 있다고 생각해. 사회 전체적으로 각자의 일을 존중하고 그 가치를 인정하는 분위기가 점점 조성되고 있잖아! 나 역시 전에는 막연하게만 알았던 몇몇 직업에 대해 SNS와 유튜브 덕분에 자세히 알 수 있었고, 알고 나니 '참 고마운 일을 하는 분들이었구나!' 하고 깨닫게 되더라고.

사실 이런 분위기가 생기기 전에도 듣기 싫은 말을 하는 사람보다는 넘치도록 고마워하는 환자와 보호자가 더 많았어. 그저 자신이 해야 할 일을 했을 뿐인데, 몇 번이고 감사 인사를 하며 퇴원하는 환자와 보호자를 경험한 간호사가 아주 많을 거야. 어떤 분은 퇴원 후에 병원을 다시 찾아와서, 힘든 시간을 지날 때 정성껏 간호해 준 덕분에 건강을 회복하여 잘 지내게 되었다고 고마움을 전하기도 하지. 어때, 이만하면 전문인으로서 간호사의 가치는 충분히 입증된 것 같지 않아?

간호사 면허로 할 수 있는 다른 일들

병원에서 간호사로 일하는 것 말고 간호사 면허로 할 수 있는 일이 더 있을까?

간호대학 졸업생의 거의 대부분이 병원에 간호사로 취업하는데, 몇 년 후 살펴보면 병원에 남아 있는 동기 간호사가 많지 않은 것이 현실이야. 신기하게도 다들 자신의 길을 찾아가더라. 내 주변에도 처음에 입사한 그 병원에 아직 남아 있는 친구는 단 한 명뿐이야. 나처럼 외국 병원에서 일하는 친구도 있고, 연구간호사를 하는 친구도 있고, 제약회사에서 일하는 친구, 보건교사가 된 친구, 국민건강보험공단에 입사한 친구도 있어. 병원 퇴사 후 간호사와는 하나도 관계없는 아주 다른 일을 하는 친구도 물론 있지.

이제 병원 간호사 말고 간호사 면허로 할 수 있는 다른 일들에 대해 알아보자. 그 전에 미안하다는 말을 먼저 할게. 지금부터 소개할 직업을 하나씩 경험한 후 경험자만이 전할 수 있는 흥미진진한 이야기를 너에게 들려주었다면 얼마나 좋았을까. 하지만 그러지 못했어. 간호사 면허로 할 수 있는 모든 직업을 경험한 간호사는 세상 어디에도 없을 거고, 그건 나도 마찬가지니까. 내가 전하는 내용은 여러 일들에 관한 간략한 소개야. 글을 읽으며 '이런 직업도 있구나!' 하고 아는 정도로 활용해 주면 좋겠어. 읽고 나서 관심이 생긴 직업이 있다면 인터넷에서 현재 그 일을 하는 분들의 생생한 이야기를 찾아봐. 너의 가능성을 넓히는 데 작지 않은 도움이 될 거야. 그리고 여기서 소개하는 직업들은 간호사 면허로 할 수 있는 일의 일부에 지나지 않으며, 이 밖에도 여러 다른 일이 있다는 것을 꼭 기억해 줘.

● 간호직 공무원

다른 공무원들처럼 공무원 시험을 통해서 선발해. 보건소, 보건지소에서 근무하며 다양한 건강 증진 사업, 감염병 관리, 가족보건, 질병 예방, 식품 위생 관련 업무, 의료기관 관리 및 인허가와 마약류 관리를 하는 의약 업무 등을 담당해.

● 소방공무원

소방공무원은 아홉 가지의 직렬로 나뉘어. 소방공무원 하면 딱 떠오르는 소방관은 소방직에 속하며 화재 진압을 담당하지. 이 밖에 구조직, 구급직, 운전직, 소방헬기직, 전산직 등이 있는데, 간호사 면허로 지원이 가능한 직렬은 구급직이야. 응급 환자 처치와 병원 이송 등의 업무를 담당하지. 짐작했겠지만 필기시험, 면접과 함께 체력시험이 채용시험에 포함되어 있어. 또한 다른 국가직들과 다르게 20세 이상, 40세 이하라는 나이 제한이 있고 신체검사도 통과해야 해. 소방공무원이라는 직업의 특성을 생각하면 이해가 되는 부분이지? 그러니 소방공무원을 꿈꾼다면 평소에 꾸준히 체력을 길러 두는 편이 좋을 거야.

● 교정직 공무원

교도소에서도 간호사들이 일하고 있어. 법무부에서 낸 채용 공고를 보면, 간호사 면허증이 있는 사람은 교정직 간호 분야에 지원할 수 있다고 해. 주로 하는 일은 구치소, 교도소의 보안과, 의료과에 근무하며 환자 간호, 의무관의 진료 보조, 교정시설의 위생 관리처럼 간호사 면허 소지자가 할 만한 업무도 있지만, 수형자의 구금 및 형의 집행, 수용자 지도 및 계호, 수형자의 사회복귀 지원 같은 업무도 해. 그러려면 보건 및 의료 분야의 지식은 물론 형의 집행과 관련한 법령도 잘 알아야겠지? 소방공무원처럼 채용시험엔 체력시험도 포함되어 있어.

● 간호장교

간호장교가 되는 가장 확실한 길은 국군간호사관학교를 졸업하는 거야. 하지만 국군간호사관학교에 입학하지 않더라도 간호장교가 되는 방법은 있어. 일반 4년제 간호대학 졸업자 또는 졸업 예정자로서 간호사 면허증을 취득했거나 취득 예정이면 간호장교에 지원할 수 있거든. 지원자가 서류 전형, 신원 조사, 신체검사, 면접 평가를 모두 통과하면 간호장교로 선발돼. 간호장교로 선발되면 육군학생군사학교에 입교하여 군사 훈련을 받고, 국군의무학교에서 간호장교로서 하게 될 일에 대한 훈련(보직 훈련)을 받은 후 군병원에 배치받아.

장교로 임관하면 의무 복무 기간이 있는데, 국군간호사관학교 출신 간호장교는 6년, 일반 4년제 간호대학 출신 전문사관은 3년이야. 의무 복무를 마친 뒤 장기 혹은 연장 복무를 하려면 신청 후 선발되어야 해. 장기 혹은 연장 복무를 신청하지 않거나 신청했는데 선발되지 않으면 다른 직업을 찾아야 하니, 간호장교를 하려면 그 이후의 계획에 대해서도 궁리해 봐야겠지.

● 검시조사관

경찰청의 채용 공고에 따르면, 검시조사관은 해당 시청이나 도청 소속으로 경찰청 과학수사대에 근무하며 변사 사건 현장 조사,

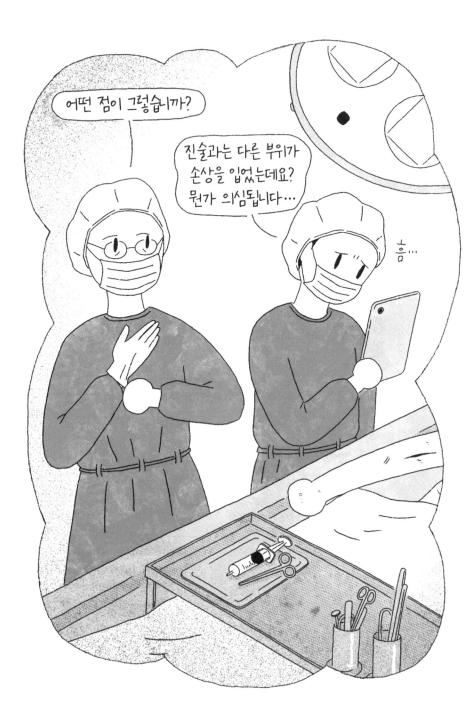

사망 원인 및 사망 시각 추정, 사망과 범죄의 연관성 여부 판단, 변사체 검시, 검시 내용에 대한 법정 진술 등의 일을 해. 간호사 면허가 있으면 검시조사관에 응시할 수 있고, 응급실, 중환자실, 수술실, 해부학교실, 법의학교실처럼 관련 분야 경력이 있으면 우대를 받아. 누군가의 죽음에 관한 진실을 밝혀내는 의미 있고 매력적인 직업이지만, 사건 현장과 부패한 시신들을 마주하려면 강한 정신과 투철한 사명감이 필요할 것 같아.

● 보건교사

보건교사는 학생과 교직원이 몸에 이상이 있을 때 일차 응급 처치를 하지. 또 성교육, 흡연 예방 교육 같은 보건 수업을 진행하고, 신체검사, 환경위생 관리 같은 업무를 해. 국공립 학교 보건교사가 되려면 대학에서 교직 학점을 이수하고(교생 실습 포함), 한국사능력검정시험에서 3급 이상을 얻고, 간호사 면허를 받은 뒤 교사 임용고시를 통과해야 해. 간호대학 재학생 중 성적이 우수한 상위 몇 퍼센트의 학생에게만 교직 이수 자격이 주어지기 때문에, 보건교사가 꿈이라면 간호대학 1학년 때부터 학점을 잘 관리해야 할 거야.

● 공기업 근무

간호사를 뽑는 직렬이 있는 공기업에는 국민건강보험공단, 근로복지공단, 국민연금공단, 건강보험심사평가원 등이 있어. 각 공단이 하는 일은 한마디로 줄여서 설명하기 어려울 정도로 다양하고 간호사가 하는 일은 그중 일부분이야. 간호대학 졸업 후 바로 지원할 수 있는 공기업도 있고, 간호사 경력이 있어야만 지원할 수 있는 곳도 있어. 또 지원하는 곳에 따라서 가산점 항목도 다르다고 해. 이처럼 조건이 다양하니, 공기업에 들어가고 싶다면 미리미리 알아보고 준비하는 것이 좋아.

국민건강보험공단은 국민건강보험법에 따라 국민의 질병, 부상 예방, 진단, 치료, 재활과 출산, 사망 및 건강 증진에 대해 보험급여를 실시하며 또한 노인장기요양보험법에 따라 일상생활을 혼자서 수행하기 어려운 노인에게 신체 활동 또는 가사 활동 지원 등의 요양급여를 실시하는 기관이야. 간호사 면허가 있으면 건강직과 요양직에 지원할 수 있는데, 직무기술서에 따르면 건강직은 건강 관리 및 의료 이용 지원 업무 등을 하고, 요양직은 장기요양급여 비용 심사와 방문 조사 등의 업무를 해.

근로복지공단은 산재보험법에 근거하여 근로자를 보호하기 위해 재해 예방, 복지 증진을 위한 사업 및 업무상 재해가 발생했을 때 근로자에게 적절한 보상을 하고 재활을 돕는 기관이야. 간호사 면허가 있으면 심사직에 지원할 수 있고, 합격하면 보험급여 심사와 관련한 일을 해.

국민연금공단은 국민연금법 제1조에 따라 노령, 장애, 사망에 대하여 연금을 지급하여 국민의 생활 안정과 복지 증진에 이바지하지. 간호사가 지원할 수 있는 국민연금공단의 심사직은 국민연급법상 장애 심사, 장애 등록 심사 및 근로 능력 심사와 관련한 일을 해.

건강보험심사평가원에도 심사직으로 지원할 수 있어. 하는 일은 의료기관에서 환자를 진료한 후 건강보험심사평가원에 비용을 청구하면 병원이 환자에게 적정한 진료를 했는지, 그 비용이 건강보험법 기준에 맞게 청구된 것인지 심사하는 거야.

● **보건관리자**

보건관리자는 사업장에서 근로자의 건강을 관리하는 일을 주로 하며 근로자가 일하는 환경을 점검하고 관리하는 일도 해. 사업의 종류나 사업장의 상시근로자 수 등에 따라 다르지만, 산업안전보건법 제18조에 따라 사업장에는 보건관리자가 있어야 하며 법령으로 보건관리자의 자격에 간호사가 포함되어 있어. 사업장에는 근로자 대부분이 서류 업무만 하는 곳도 있지만 크고 작은 공장들도 있잖아. 따라서 사업장의 크기, 특성, 회사가 추구하는 방향에 따라 필요로 하는 보건관리자의 구체적 모습이 다르지. 그러니 채용 조건을 확인하고 담당 업무를 자세하게 읽어 본 후 지원해야 해. 또한 사업장에 보건관리자가 한 명인 경우가 많으므로, 혼자 업무를 계획하고 추진하는 일에 부담을 느끼지 않는 사람이라면 더 좋을 거야.

● 의료소송 전문 간호사, 의료소송 전문 변호사

법률사무소나 법무법인에서는 변호사를 도와 의료소송을 준비하는 경력 간호사를 채용해. 의료 소송 전문 간호사는 의료소송 시 의무기록 분석 및 검토, 관련 의학 정보 조사, 관련 판례 수집 등의 일을 해. 당연히 이제 막 대학을 졸업해서 병원 근무 경력이 없는 간호사보다는, 근무 경력이 있어서 병원 시스템을 잘 알고 다양한 사례를 경험한 간호사가 유리하겠지?

이렇게 법률사무소에서 일을 하다가 일에 더욱 흥미가 생긴다면 의료소송 전문 변호사가 되는 길도 있어. 물론 쉽지는 않지. 법학전문대학원에 입학하여 3년의 과정을 거친 후 변호사 시험을 통과하고 6개월의 실무 수습을 거쳐야 변호사가 될 수 있어. 그리고 법학전문대학원 입학을 위해 꼭 필요한 법학적성시험에만 2024년에 1만 5690명이 지원했고, 그중 2152명이 법학전문대학원에 입학했어. 2024년 변호사시험 합격률을 보면 응시자의 53퍼센트인

1745명이 합격했지.

대체로 의료사고가 일어났을 때 환자는 증거 수집과 같은 면에서 병원보다 불리해. 그런 환자를 위해 일하는 건 환자의 목숨을 살리는 것만큼이나 의미 있는 일일 거야.

● **가정전문간호사**

'가정간호'라는 제도가 있어. 가정전문간호사가 병원과 긴밀한 관계를 유지하면서 질병이나 상해가 있는 대상자에게 가정에서 질 좋은 치료와 간호를 제공하는 제도야. 이 제도 덕분에 환자는 장기 입원이나 불필요한 입원으로 인한 의료비 지출을 줄이면서도 질병과 장해로부터 회복할 수 있지. 가정간호는 각 지역의 상급종합병원뿐 아니라 의원을 통해서도 이루어지고 있어. 가정전문간호사가 되려면 2년 이상의 석사 과정인 전문간호사 교육 과정을 마친 후 전문간호사 시험을 통과해야 해.

가정전문간호사 외에도 보건, 마취, 정신, 감염관리, 산업, 응급, 노인, 중환자, 호스피스, 종양, 임상, 아동 전문간호사가 있어. 2023년 통계를 보면, 전문간호사 자격시험을 통해 배출된 총 9182명의 전문간호사 가운데 노인전문간호사가 2726명(29.7%)로 가장 많았어. 그 뒤를 가정전문간호사(1318명, 14.4%), 종양전문간호사(1203명, 13.1%), 중환자전문간호사(879명, 9.6%)가 따르지. 해마다 노인 인구가 증가하고, 의료비 부담도 커지고, 암 환자도 늘고 있어서 이러한 결과가 나온 것 같아.

● **임상연구코디네이터(CRC: Clinical Research Coordinator)**

제약회사는 신약을 개발하는 과정에서 유효성과 안정성을 증명하기 위해 식품의약품안전처의 감독 아래 사람을 대상으로 임상시험을 진행해. 임상시험에는 식품의약품안전처, 임상시험 의뢰자(제약회사), 임상시험 실시기관(임상대행업체, CRO: Contract Research Organization), 임상시험 심사위원회(IRB: Institutional Review Board), 시험(책임)자 그리고 피험자가 포함되며, 이중 CRC는 연구를 위탁받은 시험자(의사)와 함께 피험자를 대상으로 시험을 진행해.

CRC는 '연구간호사'라고도 불리는데, 식품의약품안전처의 CRC 표준작업지침서를 보면 CRC는 "임상시험과 관련한 대부분의 행정적 책임을 담당하는 사람으로 연구자 측과 의뢰자 측을 연결하고, 임상시험모니터요원의 방문에 앞서 자료를 검토하는 사람"이라고 나와 있어. 실제로 CRC의 주 업무는 '환자가 방문하면 연구 계획에 따라 임상시험을 진행하는 일'이며 계약 기간, 고용주, 근무 시간 등이 다양하다고 해.

전문대학이나 일반대학을 졸업했거나 졸업 예정이면 지원할 수 있는데, 연구하는 신약과 관련한 분야의 경력이 있다면 우대받을 거야. CRC로 일하다가 임상시험 의뢰자를 대신하여 시험자 측의 임상시험 진행 상황을 모니터링하는 임상시험모니터요원(CRA: Clinical Research Associate)으로 이직하는 경우도 많아.

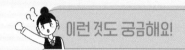

병원 이름에도 규칙이 있나요?

길거리를 다니다 보면 병원 간판을 자주 마주칠 거야. 무슨 병원을 자주 보았니? 아마 어디에나 많이 있는 피부과나 내과, 치과 의원일 거야(동네에 따라서는 성형외과 의원이 많은 곳도 있을 거야). 그렇다면 일반외과나 신경외과 의원은? 한참을 돌이켜 봐도 본 기억이 잘 나지 않지? 그런 병원을 찾는 환자 수가 적어서 병원 수도 적기 때문이야.

이제 두 번째 질문, 성형외과 의사는 모두 성형외과를 전공했을까? 정답은 '아니오'야. 성형외과를 전공하지 않은 성형외과 의사도 많아. 성형외과뿐 아니라 피부과도 그렇지. 그렇다면 왜 어떤 의사는 본인이 전공하지도 않은 과에서 진료를 할까? 자신이 전공한 분야에 환자가 많지 않아서 생계를 위해 다른 과의 진료를 보는 거야. 의사가 생계를 걱정한다는 말이 이상하게 들리지? 하지만 다른 직업들과 마찬가지로 병원도 여러 가지 이유로 잘되는 곳과 잘되지 않는 곳이 있어. '인기과'와 '비인기과'라는 말은 이런 현실을 보여 주지.

자신이 하는 일에 어울리는 돈을 버는 것은 일하는 사람에게 중요해. 그건 의사도 마찬가지겠지. 그런데 내가 일하면서 알게 된 것이 하나 있어. 바로 의사는 환자를 치료하고 싶어 한다는 거야.

그간 수많은 의사와 함께 일했는데 신기하게도 혹은 당연하게도 그 많은 의사 중 환자를 보기 싫어하는 의사는 단 한 명도 없었어. 환자를 많이 보면 돈을 더 많이 버니까 그러는 거 아니냐고 너는 생각할지도 몰라. 하지만 진료 건수와 관계없이 정해진 월급을 받는 의사도 늘 더 많은 환자를 보고 싶어 하더라.

그런데 환자가 적은 일반외과, 신경외과, 흉부외과 같은 과를 전공해서 환자를 보기도 쉽지 않고 경제적으로 넉넉하지도 않다면 어떤 생각이 들까? '피부과 진료를 받고 싶어 하는 환자가 많다는데, 나도 옆 의원처럼 피부과 진료를 조금 해 볼까?' 같은 생각이 들지 않을까? 동네 의원에서 맹장 수술을 받는 환자는 거의 없다시피 하지만, 피부에 문제가 없더라도 동네 의원에서 예방 차원으로 간단한 처치나 시술을 받는 사람은 많으니까. 그래서 피부과를 전공하지 않았더라도 피부과 세미나에 참석해서 그 분야의 기술을 배운 뒤 피부과 진료를 보기도 하는 거야. 물론 전공한 과가 아닌 다른 과 진료를 하는 의사들이 모두 이런 경우인 건 아니야.

혹시 '전공하지도 않았는데 환자를 진료한다고?' 하는 의문이 드니? 의료법에는 일반의(의사 국가고시에만 합격한 의사)와 전문의(일반의가 된 뒤 인턴, 레지던트 과정을 거쳐 전문의 시험에 합격한 의사)는 여러 과에서 진료를 할 수 있다고 나와 있어. 단 환자들이 의원의 의사가 전문의인지 일반의인지 쉽게 알아볼 수 있도록 간판에 의원 이름을 다르게 적어야 하지. 'ㅇㅇ피부과 의원'처럼 '의원' 앞에 진료과를 적었다면 이 의원은 해당 과의 전문의가 진료하는 곳이야. 이와 달리 'ㅇㅇ의원, 진료과목 피부과'처럼 진료과목을

'의원' 뒤에 붙였다면 그 의원은 일반의 또는 다른 과 전공의가 진료하는 곳이지.

재밌지 않니? 이제까지 병원 간판을 별다른 생각 없이 지나쳤다면, 앞으로는 병원에 갈 일이 있을 때 간판을 눈여겨보게 될 것 같지?

실습을 나갔을 때

어떤 부서가 네게 잘 어울릴 것 같고

반대로 어떤 부서에 적응하기 힘들 것 같은지

잘 관찰하며 생각을 정리해 봐!

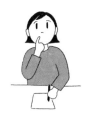

3

해외에서
일해 볼까?

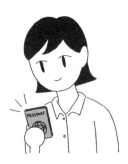

요즘엔 해외에서 일하는 간호사도 많고 해외 간호사를 꿈꾸는 사람도
많아. 더 좋은 근무 조건과 새로운 삶을 찾아 도전하는 거지. 해외 간호
사가 되면 무엇이 좋고 무엇이 나쁠까? 어떻게 해야 해외 간호사가 될
수 있을까? 그리고 간호 이민을 결정하기 전에 꼭 생각해 봐야 할 점은
무엇일까?

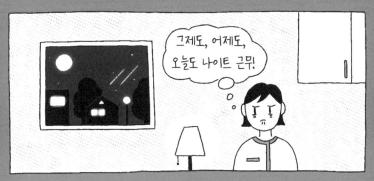

그제도, 어제도,
오늘도 나이트 근뮈!

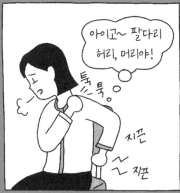

아이고~ 팔다리
허리, 머리야!

툭 툭

지끈
지끈

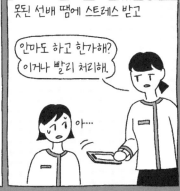

못된 선배 땜에 스트레스 받고

안마도 하고 한가해?
이거나 빨리 처리해.

아…

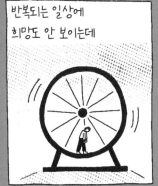

반복되는 일상에
희망도 안 보이는데

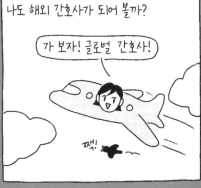

나도 해외 간호사가 되어 볼까?

가 보자! 글로벌 간호사!

쨕!

간호사가 되어도 끝나지 않는 고민

초등학교에 처음 입학했을 때, 또 중학교나 고등학교에 막 입학한 3월이 어땠는지 기억나니? 많은 것이 낯선 환경에 적응하랴 공부하랴 정신이 하나도 없었지? 나는 간호사로 첫발을 내디딘 첫 직장에서의 첫해에도 비슷한 느낌을 받았어. 그런데 왜 첫 한 달이 아니고 '첫해'냐고? 그건 단순히 새로운 환경에 적응하는 수준이 아니라 한 명의 간호사로서 책임감 있게 배우고 익혀야 할 것들이 너무 많았기 때문이야.

대학교 전공과 별 관계 없는 회사에 취업한 것도 아니고 간호학과 나와서 간호사로 근무하는데, 왜 배워야 할 것이 많느냐고? 배우는 것이 달라서 그래. 대학교에서는 큰 개념을 배우는 것이고, 병원에 간호사로 취업해서 특정 과에 배정되면 그 과와 관련한 심화 실무 지식을 배우는 거야.

수술실 간호사로서 첫 근무를 시작했을 때, 내게 주어진 첫 과제는 수술에 필요한 기구들의 이름을 외우는 것이었어. 수술실 기구들의 이름을 간호학과에서 배운 적이 없으므로(미래에 수술실에서 근무할 한두 명을 위해 모든 간호학과 학생이 수술실 기구에 대해 배우는 건 시간과 노력 낭비야) 만만치 않은 일이었지. 그래도 하다 보면 되겠지 하는 심정으로 수술 기구를 공부하기 시작했고, 선배 수술실 간호사의 가르침을 받으며 하나하나 수술을 배워 나갔어.

내가 근무한 병원에서는 일반외과, 정형외과, 신경외과, 산부인과, 안과, 이비인후과, 비뇨의학과의 수술이 이뤄졌는데, 과마다 각각 수십 가지 수술을 진행했지. 수술실 간호사는 2년에서 3년에 걸쳐 각 외과를 모두 돌며 그 모든 수술을 익혀야 하지. 그래서 다른 부서에 비해서 신규 간호사 훈련에 더 긴 시간이 걸리는 편이야. 병동 간호사는 훈련 시간이 이보다 짧지만, 그래도 일이 손에 익숙해지기까지 보통 1년쯤 걸린다고 해.

다시 시작되는 고민

그렇게 정신없이 1년을 보내고 2년 차가 되면 조금씩 주변을 볼 수 있게 돼. 선배 간호사가 일하는 모습도 보이고, 퇴근 후 자신의 삶도 보이기 시작하지. 그리고 이 시기에 '내 미래를 어떻게 그려야 할까?' 하는 생각도 조금씩 하게 돼. 누군가는 조금 이르게 시작하고, 누군가는 조금 늦게 시작할지도 모르지만.

어릴 적부터 어떤 대학교에 들어가서 무슨 일을 하겠다고 생각하고 노력하는 사람은 많아. 하지만 일을 시작한 뒤에 이어지는 수십 년을 어떻게 살아갈지에 대해 구체적으로 생각하는 사람은 드물지. 내가 너에게 "그러면 일을 시작한 뒤에는 어떻게 살아갈래?" 하고 물으면 너는 어떻게 대답할 것 같니? 혹시 "음…… 그 뒤엔 뭐 남들처럼 여행도 다니고 사고 싶은 것도 사면서 행복하게 살겠죠?" 하는 대답이 떠오르지는 않았니?

많은 사람이 취업 이후의 삶에 대해서 구체적으로 생각해 볼 기회가 별로 없었을 거야. 그런 걸 가르쳐 주는 학원이 있는 것도 아니고, 아직 취업도 하지 않았는데 그 이후의 삶까지 고민하는 건 너무 이른 것일 수도 있으니까. 이렇게 준비가 되어 있지 않아서인지, 첫 직장을 다니면서 '앞으로 남은 수십 년의 내 삶은 어떻게 되는 걸까?'를 고민하는 제2의 사춘기를 겪는 직장인이 많아.

그렇게 자신의 미래에 대해서 생각할 여유가 생기면 주변을 관찰하기 시작해. 선배 간호사들이 대학원에 들어가서 공부하는 모습도 보고, 결혼하고 아이를 낳는 모습도 보고, 지금 일하는 곳보다 규모가 크거나 작은 병원으로 이직하는 모습도 보고, 병원 내에서 부서를 바꾸거나 연구간호사로 일하는 모습도 보고, 병원 사람들에게는 알리지 않고 간호직 공무원이나 보건교사 임용고시를 준비하는 모습도 보지. 그리고 그들의 삶에 자기를 대입해서 '내가 저 선배처럼 살면 어떨까?' 상상도 해 보고, '나는 어떤 삶을 원하지?', '간호사로서 나의 미래는 괜찮을까?' 같은 여러 가지 구체적인 질문을 떠올리고 그 답을 찾는 과정을 반복해. 그 과정에서 간호사 면허로 할 수 있는 다른 일들을 찾아보기도 하고, 해외 간호사 취업에 도전하기도 하는 거야.

해외 간호사가 되기 위해 꼭 필요한 것

많은 간호사가 한국에서 경력을 쌓은 후 미국으로 건너가 간호사로 일하고 있다는 얘기는 들어 봤지? 나 역시 대학 졸업 후 재단 병원에서 3년간 근무한 뒤 '어떻게 살아야 할까, 간호사로서 내 미래를 어떻게 그려야 할까?' 하고 고민하다가 호주 간호사를 알아보기 시작했어.

간호사로 취업할 수 있는 나라로는 어디가 있을까? 가장 먼저 미국을 들 수 있어. 인터넷에서 검색해 봐도 미국에서 간호사로 일하는 분들의 이야기나 그 준비 과정에 대한 자료가 가장 많아. 미국 외에 나처럼 호주로 가는 간호사도 있고, 영국, 캐나다, 뉴질랜드로도 많이들 간다고 해. 소수지만 서아시아 국가로 가는 분도 있고, 독일이나 북유럽 국가로 이주해서 간호사를 하는 분도 있지.

그렇다면 해외 간호사를 하기 위해 가장 필요한 조건은 무엇일까? 바로 언어야. 해외에서 간호사를 하려면 언어는 필수야. 조금만 상상해 봐도 금방 이해될 거야. 네가 병원에 입원했는데 어떤 외국인이 들어와 본인이 간호사라고 어설픈 한국어로 자기소개를 해. 그런 다음 약에 대해서 설명하는데 발음도, 문법도 이상해서 잘 알아듣지 못하겠어. 네가 어디가 아프다고 설명해도 못 알아듣는 눈치고. 그러면 네 머릿속에는 '이 간호사를 믿어도 될까? 한국 간호사 면허증은 있을까? 간호사가 맞긴 맞나?' 하는 온갖 의심이 들겠지. 아마 당장 퇴원해서 다른 병원으로 가고 싶을 거야.

환자를 간호하려면 환자 및 다른 의료진과 원활하게 의사소통할 수 있어야 해. 이 능력은 기본 중의 기본이야. 해외여행 가서 어설픈 현지 언어로 물건을 사고 가격을 흥정하는 정도가 아니라 다른 의료진과 환자에 대해서 심도 깊은 의학적 대화를 나눌 수 있어야 하고, 그것을 간호 일지에 적을 수 있어야 하고, 환자의 눈높이에 맞춰 설명해 줄 수 있어야 해.

한국 간호사들이 영어권 국가로 더 많이 진출하는 건, 영어는 어릴 적부터 배워서 다른 외국어에 비해 훨씬 익숙하기 때문일 거야. 거기다 미국, 캐나다, 호주 같은 나라엔 한국인 이민 사회가 잘 형성되어 있으므로 한국인이 거의 없는 곳으로 가는 것보다 정착하는 데도 더 유리하겠지. 예전부터 사람들이 많이 이민해 온 국가이니 이민에 대한 정보도 많을 테고.

각 나라에 간호사로 취업하고 이민 가는 방법에 대해서는 이 책에 적지 않을 거야. 해외 취업과 이민 상황이 자주 변하기 때문이야. 지금의 최신 정보를 적는다고 해도 너희들이 이 책을 읽는 시점엔 이미 가치가 없는 정보가 되어 있을 수 있어. 그리고 우리가 예측할 수 없는 일들로 간호 이민의 상황이 바뀌기도 해. 간호 이민이 잘 되다가 어느 날 갑자기 세계 경제가 안 좋아져서 몇 년간 간호 이민이 막혔던 경우도 있고, 갑작스럽게 전 세계에 전염병이 퍼진 뒤에 잘 안 되던 간호 이민이 활발히 이루어진 적도 있지.

너희들이 간호대학에 가서 공부하고, 취업해서 일을 조금 하다가 해외 취업에 대해 알아보는 그 시점엔 상황이 완전히 달라져서 지금의 정보들이 아무런 쓸모가 없게 되어 있을 확률이 높아. 그러니 '혹시 모를 해외 취업을 위해서 일단 영어 공부는 꾸준히 해야겠구나!' 하는 정도만 알아 두면 좋겠어.

해외 간호사가 되면 무엇이 좋을까?

해외에서 간호사로 근무하면 어떤 장점이 있길래 많은 간호사가 해외 취업에 도전하는 걸까? 사람마다 이유가 다르겠지만 일단 몇 가지만 함께 살펴보자.

정시 출근, 정시 퇴근

첫째는 정시 출근과 정시 퇴근이야. 학생인 너는 '정시 출근, 정시 퇴근이 별건가? 당연히 정시에 출근하고 정시에 퇴근하는 것 아냐?' 싶겠지만 현실은 그렇지 않아.

한국에서는 근무 시간이 오전 7시부터 오후 3시 30분이라고 해서 7시에 딱 맞춰 출근하거나, 하던 일을 놔두고 3시 30분 정각에 퇴근하는 간호사는 없어. 보통 30분 일찍 출근하고 30분 늦게 퇴근한다고 보면 돼. 출근해서 그간 환자들에게 무슨 일이 있었는지, 오늘 해야 할 일은 무엇인지를 파악한 뒤 본격적으로 일을 시작하는 시각이 7시라고 암묵적으로 정해져 있는 거지.

거기다 일반 직장인이라면 하던 일을 내려놓고 퇴근한 뒤 다음 날 출근해서 본인이 어제 하던 일을 이어 가면 되지만, 병원에서는 내가 하던 일을 다른 간호사에게 인계하면 그 사람이 이어서 하다가 또 다른 간호사에게 넘겨주고, 그 간호사가 받아서 하다가 내가 다시 출근해서 이어받는 식으로 24시간 내내 팀워크가 이루어져. 그렇다 보니 내가 하던 일을 정리해서 다음 근무자에게 넘기고, 그걸 다시 이어받는 시간이 필요하지.

그 시간을 한국 병원에서는 근무 시간으로 인정해 주지 않는 분위기야. 더구나 신규 간호사는 일이 서투르니 해야 할 일을 퇴근 시간 전에 마치지 못하는 경우가 많고, 그럴 때는 일을 마무리하는 데 한 시간 이상 걸리고는 하지. 편하게 앉아 밥 먹을 시간도 없고, 근무 시간 내내 화장실도 못 가고 뛰어다니는데, 출근도 30분이나 일찍 하고 퇴근 후에도 남아서 일을 또 하는 장면을 상상해 봐. 그것도 어쩌다 하루만 그러는 게 아니라 매일 그러는 모습을 말이지.

하지만 적어도 앞에서 언급한 영어권 국가에서 일하는 간호사는 정시 출근, 정시 퇴근은 확실히 보장받는 것 같아. 간혹 근무 시

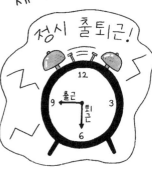

해외 간호사의
세 가지 장점 ①

정시 출퇴근!

간 내에 일을 마치지 못해도 '사람이 일하다 보면 바쁜 날도 있고 바쁘면 한두 가지 못 하는 일도 있지. 그 일을 이어서 하라고 다음 근무자가 있고, 그래서 인수인계하는 것 아니야?'라는 분위기야. 퇴근 시각이 되었다고 해서 환자의 환부를 소독하거나 드레싱을 갈다 말고 퇴근하지는 않지만, 못 끝낸 일이 있다고 그걸 굳이 다 하고 가는 경우도 드물어. 이러이러한 사정이 생겨서 이 일은 못 끝냈다는 설명과 함께 다음 근무 간호사에게 인계하지. 어쩔 수 없이 퇴근 시각이 지나고서도 남아서 근무한다면 추가 근무 수당을 당연히 받지.

퇴근한 뒤에는 병원 밖의 자기 삶이 시작돼. 퇴근 시각은 있지만 정확히 언제 끝날지 몰라서 친구와 만날 약속을 잡지 못하거나, 배우고 싶은 것을 배우지 못하는 경우는 없어. 근무 시간 앞뒤로 일을 더 하는 바람에 퇴근 후엔 피곤해서 아무것도 못 하고 쓰러져 멍하게 핸드폰만 보다가 잠만 자는 생활도 없어.

어때, 이제 정시 출근, 정시 퇴근이 얼마나 소중한지 조금 감이 오지?

자유로운 근무 시간과 긴 휴가

일주일에 며칠 일하고 며칠 쉬는 것이 가장 이상적일까? 예전에 비하면 출퇴근 시간이 많이 자유로워지기는 했지만, 여전히 많은 직장인이 월요일부터 금요일까지 일주일에 닷새를 아침 9시에 출근해서 저녁 6시까지 일하지. 이렇게 5일 동안 일하고 이틀 쉬는 삶이 최선일까? 혹시 주중에 오전 8시부터 오후 1시까지 하루에 딱 다섯 시간만 일하고 오후에는 다른 일을 하고 싶은 사람은 없을까? 아이를 등하교시켜야 하는 직장인 엄마들은 9시에 출근해서 3시쯤에 끝나는 것을 선호하지 않을까? 아픈 식구를 간병해야 해서 밤 9시부터 아침 7시까지 근무하고 싶어 하는 사람도 있을지 모르고. 사람마다 사정이 다르니 모든 사람에게 오전 9시부터 저녁 6시까지 직장에서 일하라고 하는 것은 무리일 수도 있어.

외국 병원은 한국 병원에 '비해서' 근무 시간이 자유로워. 덕분에 각자의 사정에 맞춰서 출퇴근하는 사람이 많아. 예를 들어 어떤 간호사는 일주일에 닷새를 아침 8시부터 오후 1시까지 근무하고, 어떤 간호사는 일주일에 이틀을 아침 9시부터 오후 3시까지 일하지. 밤 근무만 하는 간호사도 있고. 내가 지내는 호주에는 간호사의 편의를 배려하는 병원이 많은데, 특히 직장인 엄마의 편의를 최우선으로 고려하는 병원도 있지.

하지만 모든 병원의 근무 조건이 유연한 것은 아니야. "우리 병원은 무조건 7시 30분 출근, 5시 30분 퇴근이에요. 반일 근무 같은 것은 허용하지 않아요."라고 딱 못 박는 병원도 있어. 또 같은 병원 안에서도 부서나 직급에 따라 근무 시간이 유연하지 않기도 하지. 다만 한국에 비하면 자기 시간에 맞는 곳을 찾아 근무할 수 있는 확률이 높다는 얘기야. 그리고 호주에서는 한국에서처럼 병원 간 급여 차가 크지 않으므로 급여 때문에 대형병원을 떠나지 못하는 경우도 별로 없어. 또 병원을 관두고 반년쯤 쉬거나 다른 일을 하다가 복직할 수도 있지. 물론 다른 병원에 취업해서 일을 다시 시작하는 간호사도 많고.

직장인에게는 휴가 또한 중요한데, 호주에서는 휴가가 한국에 비해서 긴 데다가 그 휴가를 자유롭게 쓸 수도 있지. 한국도 휴가가 짧은 편은 아니지만 자유롭게 쓰기는 쉽지 않아. 언젠가 병원 간호사들 사이에 '임신순번제'라는 것이 있어서 논란이 되었던 적이 있어. 임신순번제란, 출산휴가로 간호사가 빠지면 남아 있는 사람들이 해야 할 일이 많아지므로 두 명 이상이 동시에 임신과 출산휴가에 들어가는 것을 막기 위한 암묵적인 약속이라고 해. 상황에 따라 임신과 출산을 계획하기는 해

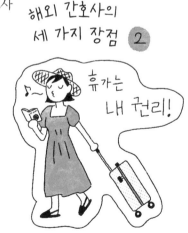

해외 간호사의
세 가지 장점 2

휴가는
내 권리!

도 그건 당사자가 결정할 일이지 회사가 관여할 일이 아니야. 회사에서 "두 분은 아이를 낳고 싶겠지만 올해는 우리 회사가 바빠요. 올해는 임신과 출산을 허락할 수 없습니다." 하고 말한다고 상상해 봐. 너무 이상하지 않니? 그런데 그런 일이 실제로 벌어지고 있었던 거야. 그냥 휴가도 아니고 출산휴가를 쓰기도 이렇게 힘든 상황인데, 자기에게 넉넉한 휴가가 있다고 한들 그 휴가를 마음대로 쓸 수 있겠니?

하지만 앞에서 소개한 영어권 국가들에는 '휴가는 내 권리'라는 의식이 있어. 물론 권리가 무적도 아니고 모든 상황에서 무작정 내세울 수 있는 것도 아니야. 자신이 속한 부서의 상황에 따라서 휴가를 조정해야 하기도 하지. 그렇더라도 한국에 비해 휴가를 더 자유롭게 쓸 수 있어. 주위 간호사들을 보면 필요에 따라 하루만 휴가를 쓰기도 하고, 석 달에 한 번씩 일주일의 휴가를 받아서 짧은 해외여행을 다녀오기도 하고, 한 번에 한 달 이상의 긴 휴가를 받아서 유럽 일주 여행을 떠나기도 해. 나는 긴 휴가를 받아서 한국에 있는 부모님 댁에 다녀오고는 하지. 모든 간호사가 같은 기간에 휴가를 신청한 것이 아니라면 대부분 원하는 시기에 원하는 기간 동안 휴가를 쓸 수 있어.

실수에 관대한 문화

환자와 관련한 일은 환자의 건강, 목숨과 연관되어 있어서 실수가 있으면 안 되는 일이야. 하지만 사람이 하는 일이니, 실수가 단 하나도 없기란 불가능하겠지. 그래서 의료진은 일할 때 항상 정신을 똑바로 차려서 실수의 횟수와 크기를 줄이기 위해 끊임없이 노력해.

하지만 근무 시간 내내 단 1초도 빼놓지 않고 집중할 수 있는 사람이 세상에 있을까? 내 얘기를 하자면, 수술처럼 환자에겐 일생에 한 번 있을까 말까 한 일을 할 때도 수술 진행 상황에 따라서 집중도가 달라지는 것이 사실이야. 수술의 핵심적인 부분을 할 때는 시간이 어떻게 지나갔는지도 모를 정도로 무섭게 집중하는 반면, 수술이 거의 다 끝나고 수술 부위에 드레싱을 붙이는 시간이 오면 '퇴근하고 저녁때 뭐 먹을까?' 같은 생각을 하기도 해.

병원에서 실수가 생기는 상황을 보면, 딴생각하다가 벌어지는 실수도 있지만, 의외로 너무 집중한 나머지 실수로 이어지는 경우도 있어. 그 실수가 환자에게 좋지 않은 영향을 주었다면 책임 관계를 살펴봐야겠지. 하지만 정신없이 일하다 병원 가위를 잃어버리거나, 실수로 엉뚱한 물품의 포장을 뜯은 경우라면?

외국 병원은 직원들이 저지르는 실수를 바라보고 그에 대처하는 방식이 한국 병원과 조금 달라. 한국에서는 실수가 생기면 개인의 문제로 떠넘기는 경우가 많지. 개인이 책임을 다 져야 하는 거야. 그런데 누군가 조직에 소속되어 일하다가 어떤 문제가 생겼을 때 모든 책임을 개인에게 지우는 것이 과연 옳을까? 병원에 왜 각종 양식, 규칙, 업무 체계 같은 것이 있는지 생각해 본 적 있니? 나는 병원 일은 사람이 하는 것이고, 사람이 하는 일엔 실수가 생길 수밖에 없다는 것을 병원이 이미 알고 인정하기 때문에 이런 제도가 있다고 생각해.

상황에 따라 다를 수 있고 외국이라고 다 같지는 않지만, 내가 일하는 호주국립병원에서는 실수가 생겼을 때 개인에게서 문제를 찾기보다는 병원 시스템에 대한 고민을 더 많이 해. '이 사람이 왜 이런 실수를 했을까? 휴가도 다녀오지 않고 일만 한 것은 아닐까? 보수 교육(기술자격 취득자가 업무를 원활히 수행할 수 있도록 정해진 기간마다 달라진 정보 등을 교육하는 것)은 제대로 다 받았나? 프로토콜(환자 진료 및 간호가 정확히 이뤄질 수 있도록 과정을 자세히 정리한 지시 내용)을 숙지하고 있었나?' 같은 개인의 문제를 물론 살펴보지만, '다른 간호사에게서 같은 실수가 생겨난 적이 있나? 있다면 몇 번 있었지? 프로토콜의 어느 부분을 수정하고 보완해야 같은 실수가 반복되지 않을까? 프로토콜을 숙지시키기 위해 어떤 일을 해야 할까?' 같은 시스템에 대한 고민을 더 깊이 하는 거지.

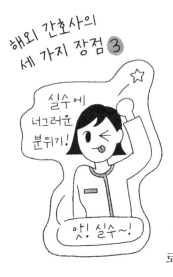

실수에
너그러운
분위기!

앗! 실수~!

한번은 어떤 간호사가 실수로 비싼 물품을 훼손한 일이 있었어(사실 이런 일은 자주 있어). 간호사 회의 시간에 매니저는 제발 조심해서 사용해 달라고 부탁했고, 우리는 함께 이런 일을 방지하기 위해 어떤 안전장치를 마련해야 하는지에 대해서 짧게 토론했지. 그런 뒤에 병원 돈으로 훼손된 물건을 새것으로 교체했어. 한국이었다면 해당 간호사가 질책을 듣고, 어쩌다가 물건을 훼손했는지 자초지종을 설명하는 시말서도 쓰고, (가격에 따라 다르겠지만) 아마 물품을 훼손한 간호사가 자기 돈으로 그 물품을 교체해야 했을 거야.

그렇다면 실수에 관대한 문화가 좋기만 할까? 늘 그렇지는 않을 거야. 실수에 너무 관대하기 때문에, 그래서 최소한의 주의도 기울이지 않았기 때문에 벌어지는 일이 아닐까 싶은 실수도 가끔 있거든. 또 실수에 관대한 문화 덕분에 내가 스트레스를 덜 받고 일하니, 내가 누군가에게 서비스를 받을 때 그에게 완벽한 업무 처리를 기대하기도 어려워. '아니, 어떻게 은행 직원이 이걸 몰라서 이런 실수를 하지?' 싶은 일이 생겨 항의를 해도 "사람이 하는 일이니 실수가 있을 수도 있지요."라는 대답만 돌아올 뿐이야. 그러니 이런 문화는 상황과 입장에 따라서 장점도 단점도 될 수 있을 거야.

하지만 근무 시간 내내 정신 바짝 차리고 힘을 주고 있는 게 아니라, 힘 빼도 되는 순간엔 힘을 뺄 수 있어서 좋아. 그리고 아무리 노력하고 집중해도 가끔 벌어지는 실수를 '실수로 인정해 주는 분위기'가 일에서 받는 스트레스를 많이 줄여 주는 것만은 분명해.

해외 간호사는 무엇이 힘들까?

모든 일이 그렇듯 해외 간호사 취업에도 분명 단점이 있어.

어떤 단점들이 있을까? 일단 외국 생활 초기에는 한국에서 별 생각이나 계획 없이 했던 일상의 일들이 모두 사건이 되지. 지하철이나 버스를 타고, 커피를 사서 마시고, 마트에서 장을 보는 것처럼 간단한 일에도 에너지가 많이 소모돼. 한국에서는 한번 쓱 보면 표지판과 안내문의 내용을 알 수 있었지만, 외국에서는 언어도 다르고 운영 방식도 달라서 한참 들여다봐야 알 수 있지. 그렇게 일상을 일상으로 만드는 데 최소 몇 달에서 몇 년의 시간이 걸려.

또 다양한 인종과 다양한 사람들이 있다 보니, 좋은 경험만큼이나 좋지 않은 경험도 많이 하게 돼. 해외에서 흑인이나 아시아인이 인종차별을 당했다는 소식은 뉴스나 SNS를 통해 접해 봤지? 그런 일을 제삼자로서 스마트폰을 통해 간접 경험하는 게 아니라,

네가 피해를 입은 당사자가 되었다고 상상해 봐. 어떨 것 같니? 슬프게도 외국에 사는 한국인의 이야기를 들어 보면, 다들 한두 번씩은 그런 경험을 했다고 하더라. 한국에 계속 살았다면 하지 않아도 됐을 그런 경험을 말이지.

무엇보다 큰 단점은 익숙한 환경, 문화, 가족, 친구 들을 떠나 혼자 외국에 살게 되면서 겪게 되는 외로움과 그리움이야. 특히 마음 맞는 주변인과의 관계를 통해서 에너지를 충전받는 사람이라면 그런 감정을 더욱 크게 느낄 거야. 만약 너에게 가족과의 관계가 정말 중요하다면, 네가 친구 없이 지낼 수 없는 사람이라면, 너에게 해외 취업은 맞지 않을 수도 있어. 간호사로서 병원에서 일하는 것은 한국에서보다 수월할지 몰라도, 근무 외 시간에 너를 지탱해 주는 사람들과의 소통이 부족해서 마음이 너무 힘들 테니까.

그러니 해외 간호사를 꿈꾼다면 너 자신을 먼저 잘 돌아봐야 해. 네가 주변 사람들과 어떤 관계를 맺고 있는지, 그 관계가 너의 정서적 안정감에 어느 정도 영향을 주는지, 정서적으로 안정되고 만족하기 위해 사람을 얼마나 자주 만나야 하는지 등을 자세히 살펴봐야 하지. 공기나 햇빛처럼 항상 곁에 있기 때문에 너무 당연해서 별다른 생각을 할 기회가 없었다면, 이번에 꼭 깊이 생각해 보길 바라.

나는 정시 출근, 정시 퇴근을 통해 개인 시간을 보장받고 싶다는 이유로 간호 이민을 생각했어. 물론 나도 가족과 친한 친구가 중요해. 하지만 주변인과 보내는 의미 있는 시간은 가끔만 있어도 괜찮았지만, 혼자만의 시간은 매일매일 보장받아야 했어. 그래서 간호 이민을 결심했고 결국 내가 원하는 것을 얻었지.

그런데 막상 나 혼자인 날들이 끝없이 이어지다 보니 외로울 때도 있더라. 엄마가 차려 주는 밥이 먹고 싶었고, 친한 친구들과 만나 수다도 떨고 싶었지. 간호사로 병원에서 일할 정도로 영어를 구사하지만, 모국어가 아닌 언어에는 내 감정이 담기지 않았어. 감정이 담기지 않는 언어라서 그런지, 속상한 일이나 좋은 일에 대해 같이 일하는 외국인 친구에게 털어놔도 얘기를 하다 만 느낌이 들었지. 그래서 한국인 친구를 사귀어야겠다고 다짐하고 한동안 노력도 했어.

낯선 사람을 만나는 데 소질이 전혀 없었지만 이러저러한 모임을 기웃거렸지. 하지만 속내를 털어놓을 수 있는 친구를 사귀는 데는 성공하지 못했어. 그래서 풀 죽어 있었는데, 가만 생각해 보니 한국에서 모국어를 쓰는 수많은 사람과 25년 넘게 살았어도 마음이 꼭 맞는 친구는 몇 명밖에 없었더라. 그런 내가 소수의 이민자 사회에서 마음이 딱 맞는 친구를 금방 찾기란 불가능에 가까운 일이 아니었을까? 만약 그런 일이 일어난다면 엄청난 행운이자 기적일 테고. 생각이 여기에 이르니 외로움이 조금 누그러들었어.

이제는 호주에서 지내 온 시간이 있다 보니 영어에도 조금이나마 감정이 담기기 시작했어. 마음 맞는 외국인 친구들과 영어로 수다를 떨면서 내 감정을 어느 정도 나눌 수도 있지. 해마다 한국에서 가족과 함께 휴가를 보내고, 부모님이 내가 사는 호주로 오셔서 몇 달 같이 생활하기도 하지. 덕분에 엄마가 해 주는 밥도 1년에 며칠은 먹는 것 같아.

사람과의 관계가 그리운 것 외에 한국의 음식과 문화, 특유의 분위기가 그리울 때도 있어. 눈 내리는 날에만 느껴지던 공기의 질감, 명절의 길거리 분위기, 친구와 편의점에서 먹던 라면, 엄마와 함께 마트에서 장 보던 일 같은 소소한 것들 말이야. 하지만 이런 것은 어쩌다 한 번 그립지만, 나의 개인 시간은 여전히 매일 보장받아야 했어. 그리고 한국에서 휴가를 보내며 그간 못 만난 친구들을 만나 예전처럼 수다를 떨고, 가족과 시간도 충분히 보내고, 한국에서만 할 수 있는 일을 잔뜩 하고 돌아오면 그렇게 또 1년이 잘 살아지더라.

취업 이민이 부담스럽다면

그러니까 가족은 한국에 있고 자신은 외국에 있게 된다는 점에 너무 짓눌리지 않았으면 해. 외국에 살고 있더라도 원한다면 하루나 이틀 내에 비행기 타고 가서 가족을 볼 수 있다고 생각하면 그렇게 힘들지는 않을 거야. 그리고 외로움은 주변에 사람이 없어서 느끼기도 하지만, 사실 누군가 곁에 있다고 외롭지 않은 것도 아니고 외로움을 항상 사람이 달래 주는 것도 아니잖아. 여러 사람에 둘러싸여 있어도 외로울 때가 있고, 사랑하는 사람이 옆에 있어도 공허한 외로움을 느끼기도 하니까.

한편, 외로움을 심각하게 잘 타는 사람이라면 더욱 적극적으로 친구를 사귈 테고, 어쩌면 좋은 배우자를 일찍 만나 가족을 꾸릴 수도 있겠지(한국에서 간호사 경력을 쌓은 뒤 배우자를 만나 같이 이민 올 수도 있고). 그리고 이민을 왔다고 해서 한국으로 다시 돌아갈 수 없는 것도 아니야. 이민 생활을 경험한 후 자신과 맞지 않는다는 결론이 나면 한국으로 돌아가면 돼. 돈도 들고 시간이 아깝다는 생각도 들지 모르지만, 억지로 버틸 필요는 없어.

이러한 것들에 대해 두루 생각하다 보면 이민이 그렇게 큰 부담으로 다가오지는 않을 거야.

이것만은 꼭 기억해

간호 이민을 준비한 모든 사람이 뜻을 이루면 좋겠지만, 많은 시간과 돈을 투자하고 간절히 원하고 노력했음에도 원하는 바를 이루지 못하기도 해.

그렇다면 사람들이 간호 이민에 실패하는 가장 큰 원인은 무엇일까? 바로 언어야. 해외에서 간호사로 지내려면 그 지역 언어를 일정 수준 이상 구사할 수 있어야 해. 왜 그럴까? 첫째는 환자를 보호하기 위해서야. 의료진과의 대화를 이해하지 못하거나 의료 기록지에 적힌 것을 정확하게 읽지 못해서 환자에게 엉뚱한 처치를 한다면 환자가 피해를 입을 테니까. 그 피해가 작든 크든, 환자를 이전 상태로 되돌릴 수 있든 없든, 그건 의료 사고야. 그렇게 되면 간호사인 자신에게도 문제가 생겨. 심하게는 간호사 면허를 정지당하거나 빼앗기고, 법적인 문제까지 생길 수 있지. 따라서 언어

능력은 환자뿐 아니라 자기 자신을 보호하기 위해서도 꼭 필요해.

간호 이민지로 사람들이 가장 선호하는 영어권 국가들의 영어 시험에는 듣기와 읽기뿐 아니라 쓰기와 말하기도 포함되어 있어. 그리고 각 항목에서 일정 수준 이상의 점수를 받아야 해. 점수 평균이 통과 기준을 넘었다고 해도, 말하기 점수는 너무 높은 반면 읽기 점수가 너무 낮다면 요건을 충족시킬 수 없어.

몇 달 준비한 뒤 처음 본 시험에서 필요한 조건을 통과한다면 좋겠지만, 영어 점수 조건이 꽤 높기 때문에 그런 경우는 드물어. 더군다나 학생 때처럼 공부에만 집중하면 되는 상황도 아니야. 간호 이민을 준비하는 많은 사람이 직장 생활과 공부를 함께 하지. 피곤한 몸을 이끌고 시간을 짜내서 공부한다는 뜻이야(그들 중에는 퇴근 후 가족을 돌보는 사람도 있어). 처음에는 '한 6개월에서 1년 열심히 하면 되겠지?' 하는 생각으로 사람도 안 만나고 영어 공부에 매진하지만, 그런 생활이 2~3년 계속되면 대부분 지쳐서 포기하게 되지.

해외 간호사를 꿈꾼다면 꼭 기억해

해외 간호사 지망생 가운데 나에게 이메일로 질문을 보내는 사람들이 있어. 그런 이메일을 받고서 고민 끝에 답장에 적어 보낸 내용들을 너에게도 보여 줄게. 만에 하나 해외 간호사가 되지 못하더라도 간호사로서 행복하게 지내는 데는 도움이 될 거야.

첫째, 취업한 뒤에도 영어 공부를 꾸준히 하는 것을 추천해. 간호 이민을 꿈꾸지 않더라도 영어 실력은 너에게 더 많은 기회를 가져다줄 거야. 한국에서 간호사로 취업하고 직장을 옮기는 데 영어 실력이 꼭 필요하지는 않겠지만, 영어 실력이 없는 편보다는 있는 편이 직장 생활을 하는 데 분명히 더 유리해. 심지어 처음 취업한 곳에서 퇴직 때까지 일할 생각이더라도 마찬가지야. 직장이 같더라도 영어에 능숙하다면 새로운 길이 열릴 수 있거든.

그러니 나중에 해외 간호사가 되기 위해 영어 공부를 하다가 원하는 점수를 얻지 못해서 포기하더라도 너무 낙담하지 않았으면 좋겠어. 그 공부가 당장은 아니더라도 일상생활이나 직장 생활에 분명 도움이 될 거야.

둘째, 세상엔 노력으로 해결할 수 없는 일이 있다는 것을 기억해야 해. 해외 간호사가 되기 위해 영어 공부를 열심히 해서 필요한 점수를 얻더라도, 갑자기 세계 경제 상황이 나빠지거나 이민법이 달라져서 해외 간호사가 되지 못하는 경우도 많아. 그 반대로 상황이 갑자기 좋아져서 영어 점수가 좀 부족해도 해외 취업에 성공하는 경우도 있고. 그런 일이 생기는 걸 어떡하겠니? 우리는 그저 할 수 있는 일을 차근차근 준비해 나가는 수밖에 없어.

그렇더라도 최악의 상황에는 대비해 둬야 해. 나는 그것이 '한국 간호사 면허'라고 믿어. 한국 간호사 면허가 있다면 해외 간호사를 준비하다가 뜻대로 되지 않더라도, 또는 해외 취업에 성공해서 이민을 왔다가 기대와 달라서 한국으로 돌아가더라도 간호사로 계속 일할 수 있어.

그래서 나는 고등학교를 졸업하고 바로, 또는 간호대학을 졸업하지 않고 재학 중에 간호 유학을 가는 것은 추천하지 않아. 그보다는 한국에서 간호대학을 졸업하고 간호사 면허를 받은 뒤 병원에서 실무를 경험해야 네가 선택할 수 있는 것이 더 많아져. 크든 작든 병원은 많고, 거기에선 항상 간호사를 원하고 있기 때문에, 계획한 일들이 다 틀어지더라도 어떻게든 일을 다시 시작하고, 다시 자리 잡고, 또 다른 미래를 계획할 수 있어.

셋째, 만약 간호 유학이나 이민을 결심했다면 그것에 너무 큰 의미를 두지 않았으면 좋겠어. 그 일이 네 인생의 전부는 아니니까. 만약 해외 간호사를 준비하다가 영어 점수나 그 밖의 다른 이유로 포기하게 되었을 때 너무 자책하면 안 돼.

인터넷을 찾아보면 간호 이민에 성공한 이야기들, 그것도 어렵지 않게 성공한 이야기들만 만나게 될 거야. 간혹 실패한 이야기를 만나더라도, 대부분 그런 실패를 거쳐서 '지금은 이렇게 성공했다'고 자신을 포장하기 위해 이용하는 실패인 경우가 많지. 그런 이야기를 읽다 보면 '해 보니 쉽지 않던데 어떻게 다들 목적을 이룬 거지? 온통 성공한 사람들만 있잖아! 내가 멍청한 건가?' 하는 생각이 들면서 자기를 얕잡아 보게 될 수도 있어. 하지만 세상에 누가 자기가 실패한 이야기를 떠들고 다니겠니? 자존심도 상하고 상처를 다시 들쑤시고 싶지도 않을 텐데 말이야. 이와 달리 성공한 이야기는 할수록 기분도 좋아지고, 남들이 인정해 주니 어깨도 으쓱해지지. 세상엔 성공보다 실패가 더 흔해. 주위에 알리지 않을 뿐 너, 나, 우리 모두 자잘한 실패를 거듭하지. 너의 실패는 특별한 게 아니야.

그렇더라도 실패한 그 순간에는 그동안 쏟은 노력과 시간이 떠올라서 실패가 더 크게 보일 거야. 하지만 인생 전체를 본다면 그 실패는 그렇게 큰 것이 아니야. '한때 그런 일을 준비하던 시기가 있었지. 그때 상황이 맞지 않아 포기했는데 결심을 빨리해서 다행이었어!' 하고 돌아볼 정도의 작은 일이야. 너를 위로하기 위해 그냥 하는 말이 아니고 사실이 그래. 그러니 간호 유학이나 이민을 준비하다가 계획대로 되지 않더라도 그것이 네 인생을 결정하지 않음을, 네 인생이라는 커다란 그림의 아주 작은 부분임을 알고 그다음 스텝을 밟아 나가야 해.

넷째, 만약 간호 이민에 성공하더라도 '미국 간호사가 되었으니 내 인생은 확 달라지겠지. 그곳에서의 삶은 한국에서의 삶과는 완전히 다를 거야.' 같은 기대를 품지 않았으면 해. 한국도 그렇고 외국도 그렇고, 왜 늘 간호사가 모자랄까? 여러 이유가 있겠지만, 나는 간호사가 힘든 직업이라는 점이 가장 큰 이유라고 생각해. 힘들고 어려우니 간호사가 되고 싶은 사람이 적은 거라고 말이야. 일의 강도가 한국보다는 덜할지 몰라도, 외국에서 간호사로 일하는 것도 결코 쉽지 않다는 사실을 명심해야 해.

또 관심 있던 국가로 여행이나 유학, 워킹홀리데이를 가는 것과 그곳에 자리를 잡고 직장을 다니며 생활하는 것은 달라. 관광객이 타 보는 외국의 버스는 특별할지 몰라도 그곳의 직장인에겐 그저 사람 많은 통근 버스일 뿐이야. 또 워킹홀리데이로 와서 지내다 보면 시급도 괜찮고 삶의 질도 좋아 보여서 아르바이트만 해도 지낼 수 있을 것 같겠지만, 그곳에서 직장인 생활을 하다 보면 '이 월급으로 대체 언제 집을 사지? 물가는 왜 자꾸만 오르는 거야?' 하고 생각하게 돼. 그리고 외국에도 당연히 여러 사회 문제가 있어서, 가끔은 예상치 못한 좋지 않은 상황과 마주치기도 하고.

구체적인 목표를 정해

한마디로 직접 살아 보지 않으면 알 수 없어. 그래서 간호 이민에 대해 너무 큰 기대를 품지도, 인생 전체가 변할 거라 믿고 모든 것

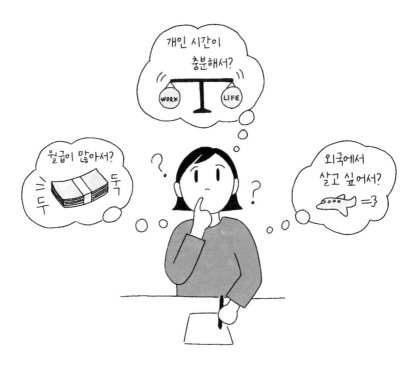

을 쏟아 넣지도 말라는 거야. 대신 간호 이민을 바라는 가장 중요한 이유 한두 가지만 구체적으로 생각해야 해. 나처럼 개인 시간이 더 많았으면 좋겠다는 이유도 좋고, 직장에 얽매이기보다는 가족과 더 많은 시간을 보내고 싶다는 희망도 좋고, 나중에 아이가 생긴다면 아이에게 한국에서와는 다른 미래를 열어 주고 싶다는 바람도 좋아. 막연히 '다 좋을 거야'가 아니라 네가 원하는 것이 무엇인지 구체적으로 생각해야 이민 후의 삶이 더 순조로울 거야.

　지금까지 내가 한 이야기가 잘 이해되니? 잘 이해되지 않는다면 직장 생활을 하고 계신 부모님과 이 부분을 같이 읽고 이야기 나눠 보면 어떨까? 그러면 아마 해외 간호사를 준비하는 과정, 그 이후의 삶, 네가 그 일에 적합한지 그렇지 않은지, 한국에서 간호사로 가족, 친구와 함께 지금처럼 살아가는 것의 장단점을 비롯한 여러 가지를 조금 더 이해할 수 있게 될 거야.

어때, 해외 간호사인 너의 모습이 조금 그려지는 것 같아?

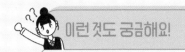

일하다 감정이 올라오면 어떻게 해요?

"안 돼요! 전 이 수술 반대입니다! 검사를 더 해야 해요!"

의학 드라마에서처럼 환자에 대한 책임감으로 불타오른 내가 수술을 시작하려는 의사를 막아서며 이렇게 외친 적이 있었다면 그 얘기를 네게 재미있게 들려줄 텐데……. 하지만 병원에서 그런 일은 일어나지 않았어. 감정이 앞설 수 있었던 신규 간호사 때는 경험 많은 간호사, 의사 선배들이 내게 그럴 겨를을 주지 않았고, 병원이 어떻게 돌아가는지 파악한 이후에는 그럴 생각 자체가 들지 않았거든.

기본적으로 병원에서는 서로서로 지켜봐. 서로 믿으면서도 한편으론 감시하는 거지. 그런 감시를 나쁘게 여겨서는 안 돼. 동료를 지켜봐야 환자가 더 안전해지기 때문에 그러는 것뿐이니까. 의도했든 아니든 누군가 환자에게 엉뚱하거나 잘못된 의료 행위를 하려 한다면 그걸 막는 것도 의료진의 의무야.

그렇더라도 내가 감정적이라 할 만한 행동을 아예 하지 않았던 건 아냐. 예를 들어 병원 몰래 환자에게 멸균 거즈를 더 챙겨 드린 적이 있어. 부분 마취로 수술받고 당일 퇴원하는 환자가 집에 가서 샤워하고 소독할 때 쓸 멸균 거즈를 조금 달라고 하면, 보통은 약국 가서 사시면 된다고 안내해 드려. 그런데 입장을 바

꿔서 네가 환자라고 생각해 봐. 수술받고 퇴원 수속 밟는 것만 해도 힘들어 죽겠는데 약국 들러서 거즈 살 기운이 있겠니? 얼른 집에서 쉬고 싶은 마음뿐일 거야. 이런 생각이 들어서 몰래 거즈를 챙겨 드렸지. 내가 다니는 병원은 국민 세금으로 운영되는 공공병원이고 환자는 국민이니까 그렇게 해도 괜찮다고 여긴 거야. 하지만 이런 생각에는 허점이 있고, 원칙대로라면 그러면 안 돼.

이 밖에 환자들의 안타까운 사연을 마주했을 때 감정이 터져 올라와 울컥하는 경우가 있어. 그렇지만 간호사가 환자 앞에서 울먹거리면 안 돼. 간호사가 그러면 환자가 얼마나 불안하겠어. 의식이 없는 환자를 대한다 해도 마찬가지야. 간호사가 슬픔 속에서 허우적대느라 일을 제대로 하지 못하면 안 되지. 그래서 나는 감정이 올라오는 순간 바로 가라앉히려고 노력해.

감정을 가라앉혀야 할 때, 나는 주변을 한번 둘러본 후 '내가 간호사로서 이 환자를 위해 지금 당장 해야 할 일이 무엇인가?' 하고 질문한 뒤 곧바로 몸을 움직여. 지금 하는 일에 집중하고, 다음에 할 일을 예상하고, 주변 의료진과 소통하며 하나하나 일을 해나가다 보면 감정이 차분해지더라. 상황을 실제로 바꿀 수 있기만 하다면 아주 작은 일이어도 효과가 있었어. 이 방법이 너에게도 통할지는 모르겠다.

감정을 다스리는 너만의 방법이 있니? 미래의 간호사인 너에게는 그런 방법이 반드시 필요할 거야. 그러니 너를 가로막는 감정이 있다면 그런 감정에 휘둘리지 않는 연습을 지금부터라도 조금씩 하면 좋겠다.

막연히 '다 좋을 거야'가 아니라
네가 원하는 것이 무엇인지 구체적으로 생각해야
이민 후의 삶이 더 순조로울 거야.

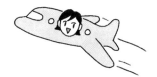

4

나는 간호사에
어울릴까?

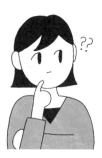

어떤 사람이 간호사에 어울릴까? 주변 사람들을 떠올리며 누가 간호사에 어울릴지 한번 생각해 봐. 어떤 이유로 이 사람은 간호사를 하면 좋을 것 같았고, 어떤 이유로 저 사람은 간호사에 맞지 않을 것 같다고 판단했어? 그리고 너는? 너는 왜 간호사를 하고 싶은 거야? 너는 간호사에 잘 어울릴 것 같아?

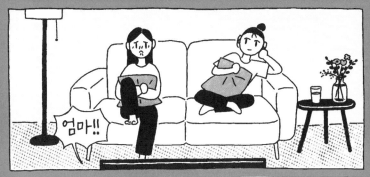

엄마!!

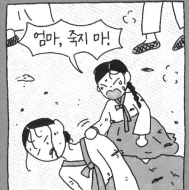

엄마, 죽지 마!

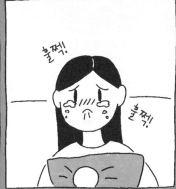

훌쩍!

훌쩍!

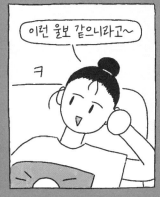

이런 울보 같으니라고~

ㅋ

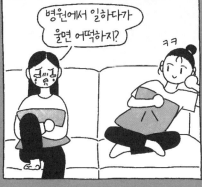

병원에서 일하다가 울면 어떡하지?

ㅋㅋ

나는 어떤 사람일까?

부끄럽지만 내 이야기를 조금 해 볼게. 나는 중·고등학생 시절 눈에 띄지 않는 조용한 아이였어. 내향적이어서 친구를 많이 사귀기보다는 친한 친구 몇 명과만 가까이 지내고, 말하기보다는 남 이야기 듣기를 좋아하고, 남 이야기 듣기보다는 혼자 음악 듣기를 더 좋아했지. 목소리도 저음인 데다 약간 무뚝뚝해서, 내가 간호학과에 지원한다는 것을 알았을 때 반 친구들은 놀라며 이렇게 반응했지. "뭐? 간호학과? 어디 공대 가려는 것 아니었어?"

　나는 중학생 때부터 간호학과에 갈 생각을 하고 있었는데, 남이 보기에 나는 간호사 이미지와는 전혀 연결되지 않는 사람이었나 봐. 어디 가서 말 한 마디 못 하는 타입은 아니었지만 사교성이 있는 것도 아니어서, 나 역시 한편으로는 오래도록 이런 고민을 했어. '나 같은 성격에 병원에서 간호사로 일할 수 있을까? 나는 혼자

하는 일을 찾아야 하는 것 아닐까?'

하지만 나는 내가 어딘가에 소속되어 규칙과 절차 속에서 생활할 때 안도감을 느낀다는 것을 알고 있었지. 또 정해진 틀 안에서 발생 가능한 상황을 예측하고, 발생한 문제들을 제어할 수 있는 환경을 좋아한다는 것도. 모든 규칙을 하나도 빠짐없이 따르는 스타일은 아니었고, 가끔 상황에 따라서 틀을 깨거나 규칙에서 벗어나는 행동을 해도 괜찮다고 생각했지만, 나는 나의 미래를 항상 '조직, 틀, 규칙' 속에서 상상했어. 병원에 간호사로 취업해서 '사교성 없음'으로 인해 발생할 문제보다는 소속감과 규칙을 갖는 것이 내겐 더 중요했기에, 성격에 대한 고민을 끝내고 간호학과에 지원하기로 결심할 수 있었지.

그런데 성격과 관련한 나의 막연한 걱정은 괜한 것이 아니었어. 병원 실습을 시작하고 얼마 되지 않아서, 나는 외향적이지 않고 사교적이지 않은 내 성격이 병원 생활에 결코 도움이 될 리 없다는 사실을 확인받았지. 그때부터는 나는 병원 내 어떤 부서에서 일해야 내 기질이 덜 문제가 될까를 고민했어. 한 가지 확실한 것은, 환자나 보호자와의 소통이 일상인 병동은 최후의 선택지여야 한다는 것이었지. 병동에서 일하게 된다면 다정다감하지 못한 간호사를 만난 환자와 보호자에게도, 그런 환자와 보호자를 보며 자책하는 나에게도 도움이 되지 않을 테니까.

그래서 내가 지원한 곳이 중환자실, 수술실, 정신과 병동이야. 중환자실은 보호자의 면회가 제한되어 있고, 환자도 생명이 위중한 상태라 대부분 의식이 없지. 수술실 역시 근무 내내 보호자와 마주칠 일이 거의 없고, 종합병원에서 수술받는 환자는 대부분 전신마취 상태로 수술을 받으니 환자와 소통할 일도 없다시피 해. 정신과는 간호대학에서 정신 간호를 워낙 흥미롭게 공부하기도 했고, 종합병원에 입원하는 정신과 환자 대부분이 급성기여서 보호자 없이 폐쇄 병동에서 집중 관찰, 치료, 간호를 받으니 내가 사교적이지 않아도 괜찮을 거라는 생각이 들었어. 오랫동안 나 자신을 관찰하고, 내가 편한 상황과 그렇지 않은 상황, 다른 사람에게 도움이 될 수 있는 상황과 반대 상황 등을 고려한 끝에 이런 결론에 이르렀지. 그리하여 수술실에서 간호사로서 경력을 시작할 수 있었어.

너는 어떤 사람이니? 너는 어떤 상황이 편하고, 어떤 상황을 받아들이기 힘들고, 어떤 일이 즐겁고, 어떤 일에서 화가 나니? 잘 모르겠다면 이제부터라도 너 자신을 꾸준히 관찰해 보는 것이 좋겠다. 그렇게 너 자신을 점점 더 알아 가면 너의 미래에 대해 더 구체적인 그림을 그릴 수 있을 거야.

타고난 나와 달라지는 나

가끔 이런 질문들이 떠올라. 10년 넘도록 수술실에서 일해 온 나는 수술실을 지원하던 나와 같은 사람일까? 내가 일하고 있는 수술실은 학생 시절 막연히 나와 맞을 거라고 기대하던 바로 그런 수술실일까? 지금의 나는 병동에서도 일할 수 있는 사람일까?

나는 예전이고 지금이고 사람들 눈에 잘 띄지 않는 곳에서 조용히 나만의 일을 할 때 마음이 제일 편해. 그렇지만 나 역시 내가 처한 환경에 적응하기 위해 지금까지 끊임없이 노력해 왔어. 내 기질과는 상관없이 사회에서 나에게 바라는 모습들이 있기 때문이야. 학생은 단정해야 하고, 신규 간호사는 어리숙하면서도 적극적이며 발랄해야 하고, 선배 간호사는 일을 척척 해내면서도 넓은 마음으로 후배들을 잘 돌봐야 한다는 그런 기대 말이야.

생각이 달라졌어

그런 기대에 맞추려고 애쓰다 보니 변할 것 같지 않던 나도 어느 정도는 변하더라. 예전에는 누가 내게 왜 그렇게 조용하냐고 물으면 '이게 나인데 어쩌라고?' 하는 생각이 들며 스트레스를 받았어. 하지만 지금은 그러지 않아. "아, 죄송해요. 오후에 할 일을 생각하느라 그랬나 봐요. 그런데 지난주에 수술한 그 환자는 잘 회복했나요?" 같은 식으로 반응하고는 하지. 나와 주변 사람을 꾸준히 관찰하며 매일 조금씩 나아지려고 노력하다 보니 생각이 달라졌거든. '이 사람은 내게 이런 기대를 품고 있는데, 그러는 건 일반적으로 정상이야. 이 상황에서는 내가 이렇게 해야 상황이 편안해져. 직장인인 나는 상대는 물론이고 나를 위해서도 이렇게 하는 게 좋아.' 하고 말이야. 조직의 일부로서 그 안에 잘 스며들어 내 역할을 해내는 것은 병원에서 간호사로서 일하고 싶어 하는 나를 위한 일이기도 하잖아.

하지만 타고난 기질이라는 한계를 완벽하게 넘기는 힘든 것 같아. 내가 아무리 '내일은 교육에만 집중하지 말고 신규 간호사의 감정도 잘 다독여야겠다!' 하고 다짐하고 노력한들, 사람을 좋아하고 소통을 잘하는 동료의 평소 수준만큼도 하기 어렵더라. 사교성을 10만큼 타고난 내가 아무리 노력해도 사교성을 100만큼 타고난 사람의 절반도 따라가기 어렵다고나 할까. 나는 신규 간호사들과 말도 몇 마디 나누지 못했는데 동료는 그들 모두와 하하 호호 웃으며 지내고, 내가 아무리 세심하게 환자를 돌봤더라도 환자는 소통이 원활한 간호사를 친절 간호사로 추천하고 퇴원하지.

그렇더라도 실망하지는 않아. 기질 때문에 끊임없이 노력해야 하는 게 있다면, 기질 덕분에 별다른 노력 없이 쉽게 되는 것도 있으니까. 조용하고 감정 기복이 별로 없는 나를 보고 누군가는 왜 이렇게 조용하냐고 불만스럽게 묻지만, 또 다른 누군가는 "그 간호사 참 조용하고 차분하지." 하고 평가해. 그리고 이런 기질은 수술실, 특히 중증외상센터가 있는 병원의 수술실 환경과 아주 잘 맞았지.

나는 응급 상황에서 스트레스 때문에 당황하거나 아무것도 생각하지 못하는 상태에 빠지지 않아. 대신 차분하게 상황을 분석하고 환자에게 지금 필요한 조치, 그것을 위해 의료진이 지금 수행해야 하는 일, 그 속에서 내가 해야 하는 일들을 찾아내고 실행하지. 그렇게 한 가지 상황이 정리되면 다음 상황에 대해서 생각하고 계획하고 준비해. 그래서 나는 아무 일도 일어나지 않는 상황에서는 별다른 빛을 내지 않지만, 응급 상황과 오래노록 집중력을 요하는 길고 복잡한 수술을 할 때면 꼭 필요한 간호사가 되었어.

냉철

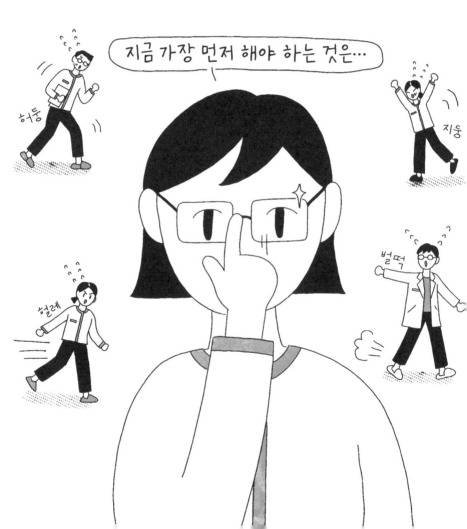

단점인 줄 알았더니 장점이었어

이제 이 글의 맨 앞에서 던진 질문들에 대답할게.

지금의 나는 처음 수술실에 지원하던 내가 맞지만, 그때보다는 많이 다듬어진 사람이야. 마음이 맞는 친한 친구들, 내 전부를 받아 주는 가족이라는 울타리 안에서만 생활하는 나로 남아 있지 않고, 나와는 너무도 다른 수많은 사람과 일하고 노력하면서 많은 사람이 받아들일 수 있는 쪽으로 달라졌어. 전에는 낯선 사람에게 말을 잘 못 걸었지만, 이제는 처음 보는 환자에게 환한 얼굴로 인사하며 자신감 있게 나를 소개하고, 환자가 질문하면 그들의 눈높이에 맞춰 잘 설명하는 간호사가 되었지. 나와 마찬가지로 자기만의 기질과 성격이 있는 동료들을 관찰하며 오늘도 그들과 잘 지내는 방식을 하나둘 배워 가고 있어.

수술실은 조용하게 수술만 할 것 같던 내 예상과 달리 그 어떤 곳보다 의사소통이 강조되는 곳이었어. 의사소통을 막연히 '사람들과 이야기하는 것'으로 인식하고 두려워했던 나는, 수술실 의사소통의 특징이 '간단명료'라는 것을 알게 된 후 동료들만큼 괜찮은 커뮤니케이터가 되었어.

수술실에서는 환자가 마취되어 있는 동안 모든 일이 빠르게 진행되고, 시작한 수술은 반드시 끝내야 하기 때문에 간단하고 명료한 의사소통이 필수야. 각자가 자기 이야기를 하는 것이 아니라 문제 해결을 위해 집중적으로 이뤄지는 의사소통은 일에 재미를 더해 주기도 했어. 빠르게 의견을 교환하고, 문제를 해결하고, 다음 문제로 넘어가는 과정을 반복하며 수많은 문제를 해결하는 재미를 네가 알까?

그렇게 하루를 보내며 그날의 수술들을 잘 마치고 나면 성취감도 느껴지지. 또 자신의 역할을 잘해 준 동료들이 고맙기도 하고. 학교 다닐 때는 조별 과제를 그렇게나 싫어했는데, 이제는 팀워크의 가치에 대해 다시 생각해 보고는 해. 조용하게 말하는 평소의 나는 어디론가 가 버리고, 각종 수술 장비에서 나는 소음을 뚫고 내 의견을 전달하기 위해 크고 또랑또랑한 목소리로 말하는 나를 발견할 때마다 신기한 느낌도 들어.

마지막으로 지금의 나는 피하고 싶었던 병동에서도 일할 수 있는 사람이 되었을까? 간호사가 되기 전의 나와 지금의 내가 완전히 다른 사람이라고는 생각하지 않아. 하지만 일하기 전에는 알지 못했던 수술실만의 특징과 장점을 발견한 것처럼, 병동뿐 아니라 어떤 부서에도 분명 나와 잘 맞는 부분이 있으리라 믿어. 보호자와의 소통을 두려워했던 나지만, 어쩌면 이제는 그런 소통의 의미를 깨닫고서 환자의 지지자로서 환자와 그 가족의 마음을 돌보는 것이 무엇보다 중요하다고 생각하는 간호사가 될 수도 있겠지.

중요한 사실은 이거야. 우리에겐 장점과 단점이 모두 있고, 환경과 상황에 따라서 단점이라 생각했던 것이 장점도 될 수 있다!

다 알고 있다고 생각한 일들 속에는 네가 몰랐던 면들이 분명히 있어. 그러니 너에게 필요한 건 너 자신과 일에 대해서 충분히 생각하고 경험할 수 있는 시간이야. 그 시간 속에서 네가 누구인지 알아 가고, 이전에는 몰랐던 새로운 너의 모습을 만나고, 일의 세계에서 펼쳐지는 뜻밖의 경험 속으로 뛰어든다면, 한 명의 간호사로서, 누군가의 동료로서, 그냥 너 자신으로서 멋지게 살아갈 수 있을 거야. 어디에 어떤 간호사로 놓이건 우린 잘 해낼 수 있어.

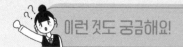

병원 적응 기간은 얼마나 되나요?

새로 일을 시작한 사람에게는 달라진 환경과 일에 익숙해지는 데 필요한 적응 기간이 주어져. 적응 기간의 길이는 일의 종류에 따라 다르지. 몇 시간이면 배울 수 있는 단순 작업도 있을 테고, 프리셉터가 붙어서 한 명을 집중적으로 몇 달간 가르치는 병원 간호사 같은 일도 있을 거야. 간호사를 꿈꾸고 있으니 '프리셉터(preceptor)'라는 말을 한 번쯤 들어봤지? 프리셉터란 '담당 교육자'를 뜻해. 주로 경험 많은 간호사가 프리셉터를 맡아서 신규 간호사가 병원과 부서에 잘 적응하고 한 명의 간호사로서 본인의 몫을 잘할 수 있도록 가르치지.

그렇다면 적응 기간은 어느 정도나 될까? 병원마다 다르고 부서마다 달라서 3개월이다, 6개월이다 딱 잘라 말할 수는 없어. 하지만 분명한 것은 그 기간이 '각자의 능력에 맞춰 천천히 여유롭게, 그리고 완전히 익숙해질 때까지'는 절대로 아니라는 거야.

냉정하게 이야기할게. 병원은 회사지 학교가 아니야. 돈을 내고 배우는 곳이 아니고 돈을 받고 일하는 곳이야. '저 신규 간호사는 나중에 분명 잘하겠지만 일단은 배우는 속도가 느린 것 같으니, 다른 간호사라면 3개월이면 끝낼 교육을 6개월은 해 줘야겠어.' 하고 배려하는 병원은 없어. 그러니 능력이 뛰어난 상위 30퍼

132

센트에 맞춰서 적응 기간이 정해져 있을 거라 생각하고 마음을 단단히 먹는 편이 좋을 거야.

그렇다고 시작도 하기 전에 너무 겁먹지는 마. 네가 병원 취업에 성공했다는 것, 병원에서 수많은 지원자 중 너를 선택한 것은, 병원에서 요구하는 일을 잘 해낼 능력이 너에게 있음을 선발 과정에서 확인했다는 뜻이야. '다른 사람이 3개월에 할 일을 나는 1개월이면 할 수 있어!' 하고 생각할 필요도 없고, '다른 사람이 3개월이면 할 일을 나는 6개월에도 못 하면 어떡해?' 하고 걱정할 필요도 없어. 똑같은 과정을 통해서 선발된 신규 간호사들이고 너도 그중 한 명이니, '남들이 3개월에 할 일이라면 나도 3개월이면 하겠지!' 하고 너 자신을 믿고 매일매일 네가 할 수 있는 최선을 다하면 돼.

또 하나 알아 둬야 할 것은, 병원에서는 신규 간호사가 100퍼센트 준비될 때까지 기다려 주지도 않지만, 반대로 간단한 교육만 후다닥 마친 후 무작정 신규 간호사를 현장에 밀어 넣지도 않는다는 거야. 왜 그럴까? 이미 답을 알고 있지? 간호는 환자의 건강, 목숨과 관련한 일이기 때문이야. 준비도 안 된 간호사에게 환자를 간호하게 해서 문제가 생기면 환자가 가장 큰 피해를 입고 담당 간호사에게도 문제가 생기지만, 그 간호사가 준비되었는지 안 되었는지를 제대로 파악하지 못하고 교육을 부실하게 한 병원과 나머지 간호사들도 큰 책임을 져야 해. 그러니 너무 걱정하지 않아도 돼. 간호대학에서 수업 잘 듣고, 국가고시도 통과하고, 병원 입사 시험도 통과한 너라면 충분히 잘 해낼 거야.

5

좋은 간호사 되는 법

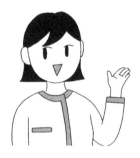

몸이 아파 병원에 갔을 때 어떤 간호사가 너를 간호하면 좋겠어? 우리는 모두 좋은 간호사가 간호해 주기를 바랄 거야. 그럼 어떤 간호사가 좋은 간호사일까? 노력하면 좋은 간호사가 될 수 있을까? 만약 그렇다면 좋은 간호사가 되기 위해 무엇을 해야 할까? 그리고 좋은 간호사가 되면 행복할까?

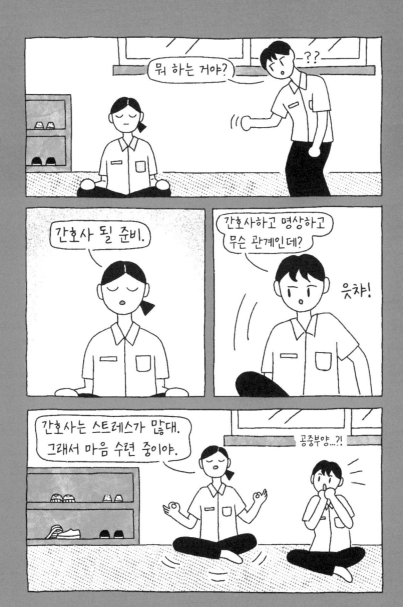

사명감과 책임감이 있으면 충분할까?

가족이나 친구가 아프다고 하면 너는 뭐라고 말하니? "괜찮아? 병원 가야 할 것 같아? 약 사다 줄까?"와 같은 말을 건넨다면, 너에게 간호사가 될 수 있는 첫 번째 자질이 있다고 생각해도 될 거야. 이와는 반대로 '혹시 나한테 약이라도 사다 달라고 부탁하면 어쩌지? 귀찮은데……' 같은 생각이 먼저 든다면 간호사와는 거리가 먼 사람일지도 모르고. 이 책을 읽는 너에게는 분명 이 첫 번째 자질이 있을 거야. 그렇다면 좋은 간호사가 되기 위해 필요한 또 다른 자질로는 어떤 것이 있을까?

간호사로 20년 가까이 일해 오면서, 나는 주어진 임무를 잘 수행하려는 '사명감'과 자기 행동의 결과에 책임을 지는 '책임감'이 좋은 간호사가 되기 위해 가장 필요한 기본 자질이라고 믿게 되었어. 사실 사명감과 책임감은 어떤 일을 하든 필요해. 간단한 아르바이트를 하더라도 그렇지. 굳이 강조할 필요가 없을 정도야. 그럼에도 나는 사명감과 책임감을 강조할 수밖에 없어. 내가 이러는 건 네가 간호사를 꿈꾸고 있기 때문이야. 내가 하는 일, 그리고 네가 하게 될 일이 환자의 목숨, 환자의 삶과 직결되기 때문이야.

이런 상황을 한번 상상해 봐. 너 또는 네 가족이 입원한 병원의 간호사들이 이런 마음가짐으로 일한다고 말이야. '100mg을 투약하라는 처방이 났는데 대충 90mg만 줘도 되지 않을까? 10mg쯤 다르다고 문제 있겠어?', '아차, 깜박하고 그 약은 안 드렸네. 8시간 후 다시 드릴 거니까 괜찮을 거야. 그사이 별일이야 있겠어?', '적당히 이 정도만 하면 욕창이 예방되지 않을까? 이전 근무자가 한 것 같은데 내가 또 해야 해?', '저번 환자에게 이렇게 해도 괜찮았으니 이번 환자에게 마찬가지로 해도 될 것 같아. 문제 생기면 그냥 착각했거나 몰랐다고 하지 뭐. 아니면 안 그랬다고 하든지. 내가 그 책임 뒤집어쓸 필요 없잖아.'

어때, 상상만 해도 오싹하지? 사명감과 반대되는 '대충', '적당히', 그리고 책임을 회피하려는 '거짓말'은 간호사가 절대로 가까이 해서는 안 되는 것들이야.

하지만 사명감과 책임감만으로는 환자를 잘 간호할 수 없어. 내게도 사명감이 넘쳐나던 때가 잠깐 있었어. 그즈음 주변에 아프리카로 의료 봉사를 떠나는 동료들이 몇 명 있었는데, 그들을 보다 보니 '월급쟁이 간호사로 머무르지 말고 나도 사회를 위해 무언가를 해야 하지 않을까?' 하는 생각이 들었어. 그래서 한동안 의료 봉사에 대해 찾아보기도 했어. 그러다 우연히 어떤 글을 읽게 되었어.

오래도록 재난 지역으로 봉사를 다니던 분의 글이었지. 그분 말씀이 어느 지역에 재난 상황이 벌어지면 각 나라에서 수많은 자원봉사자가 찾아온대. 그런데 그들은 대부분 사명감만 넘치지 재난 상황에 대한 이해도 부족하고 필요한 실무 능력도 갖추지 않아서 별로 도움이 안 된다는 거야. 그러니 사명감만으로 재난 지역에 오는 일은 피해 달라고 완곡하게 부탁하는 내용이었지. 이 글을 읽고 머리를 망치로 꽝 맞은 기분이었어. 나는 내가 어디에 던져 놔도 제 몫을 할 수 있는 숙련된 간호사라고 생각했는데 그게 아닐 수도 있다는 생각이 든 거야. '뭐라도 도움이 될 거라는 안이한 생각과 사명감만 품고 무작정 의료 봉사를 떠나려는 내가 바로 이런 사람이겠구나!'

그래서 나 자신을 객관적으로 돌아보았지. 내 경력이 장비와 시설, 시스템이 갖춰지지 않은 곳에서도 정말 도움이 될까? 사명감에 젖어서, 의미 있는 일을 했다고 스스로 만족하고 다른 사람에게도 보이기 위해, 아무런 준비도 없이 의료 봉사를 시도하는 게 맞는 걸까? 이러한 질문을 나 자신에게 던지며 시간을 들여 여러 가지를 찬찬히 따져 본 뒤, 아직은 의료 봉사를 떠날 때가 아니라는 결론을 내렸어.

　일을 하다 보면, 누가 물어보지도 않았는데 늘 환자에 대한 사명감과 소명 의식을 내비치는 동료를 만나기도 해. 그런가 하면 "출근했으니까 그냥 일하는 거지."라고 무심하게 말하는 동료도 있어. 둘 중 누가 일을 더 잘할까? 누가 환자에게 더 도움이 될까? 바로 실무 능력이 좋은 간호사야. 앞의 사람이 실무 능력까지 좋다면 더할 나위 없겠지. 하지만 사명감만 있고 실무 능력은 좋지 않다면 환자에게 별 도움이 되지 않을 수도 있어. 이와 달리 뒤의 사람이 실무 능력이 좋다면, 사명감을 매일 되새기지도 않고 퇴근 후에 일 생각을 하지 않더라도 환자에게 큰 도움을 줄 수 있지. 실무 능력이 없다면 환자에게도, 자기 자신에게도 불행한 일일 테고. 사명감도 중요하고 책임감도 중요하지만 실무 능력이 무엇보다 기본이라는 뜻이야.

일 잘하는 간호사의 두 가지 능력

받는 돈보다 해야 하는 일의 양이 적은 직업을 알고 있니? 내 머릿속을 아무리 뒤져 봐도 '일을 그만큼밖에 안 하는데 월급을 이만큼이나 준다고? 와!' 싶은 일은 찾지 못하겠다. 또 '이 정도 받으니까 이 정도 일을 하는 게 정당한 것 같아.' 싶은 직업도 못 찾겠고. 주변 직장인들의 말을 들어보면 일이 적은 직업은 없는 것 같아.

그중에서도 간호사만큼 하루에 꼭 해내야 하는 일의 양이 많은 직업은 별로 없을 거야. 내가 모든 직업을 경험해 보지는 않았지만 장담할 수 있어. 간호사는 계획에 따라 진행되는 예정된 기본 업무량도 적지 않은 데다 예정에 없던 일까지 많이 더해지기 때문에, 밥 먹을 시간은커녕 화장실 갈 시간도 내기 힘들지.

왜 이러는 걸까? 그건 간호사가 물체나 숫자를 다루는 일이 아니라 사람, 그중에서도 환자와 보호자를 상대하는 일을 하기 때문이야. 그것도 환자가 한두 명이 아니라 여러 명이고, 환자들이 병동에 가만히 있는 게 아니라 검사나 수술을 받으러 이동하기도 하고, 일인실에 있다가 다인실로 옮기기도 하고, 퇴원 예정이 아니었는데 급작스럽게 집 근처 병원으로 옮겨 달라고 요청하기도 하지. 그런가 하면 수술받고 잘 회복하는 듯했던 환자가 갑자기 응급 수술을 다시 받는 일도 생기고, 한 환자가 퇴원하고 다른 환자가 입원하기도 하지. 이런 일을 정신없이 처리하는 와중에 수액이 잘 안들어가는 것 같다며 봐달라는 분에게 가서 불편함도 덜어 드리고, 담당 의사에 대한 서운함을 당사자에게는 말하지 못하고 간호사를 붙잡고 토로하는 분의 이야기도 들어 드려야 해. 이 모든 일을 간호사는 동료들과 함께 근무 시간 안에 해결해야 하지.

이런 상황은 큰 병원의 병동에서만이 아니라 작은 병원, 심지어 증상이 심하지 않은 환자만 진료하면 될 것 같은 동네 의원에서도 벌어지지. 부서도 가리지 않아. 담당하는 환자 수가 많지 않은 중환자실에서도, 눈앞의 환자 수술에만 집중하면 될 것 같은 수술실에서도 마찬가지야. 업무의 내용과 강도가 다를 뿐 간호사들은 누구나 비슷한 상황에서 일을 해.

그렇다면 이렇게 동시다발적으로 처리해야 하는 일들을 잘 해결하기 위해 우리에겐 어떤 능력이 필요할까?

다중 작업 능력

첫째, 다중 작업(multitasking)에 능해야 돼. 두 가지 이상의 일을 동시에 진행하고, 그 일들을 하는 와중에 다른 일에 대해서도 생각할 수 있어야 하는 거야. 간호사는 여러 가지 일을 동시에 한다고 해서 어느 일을 소홀히 하거나 대충 할 수는 없어. 모든 일을 완벽하게 마쳐야 하지. 사람이 어떻게 완벽할 수 있느냐고? 여러 일을 동시에 하는데 조금 실수할 수 있지 않느냐고? 이런 의문을 잠시 품었더라도 너는 금세 마음을 고쳐먹었을 거야. 이제 너도 간호사가 왜 일을 완벽하게 해야 하는지 그 이유를 알고 있기 때문이지. 더하고 덜하고의 차이는 있겠지만 간호사의 일은 환자의 건강과 생명에 직결된다는 사실 말이야.

너는 다중 작업에 능한 사람이니? 그 답은 부모님이나 친한 친구에게 묻지 않아도 너 스스로 잘 알고 있을 거야. 한 가지에 집중하면 다른 것은 전혀 생각하지 못한다거나, 다중 작업을 하기 위해 연습하고 노력해도 결국 동시에 시도했던 일들을 뭐 하나 제대로 끝마치지 못한다면 다중 작업에 능하다고 할 수는 없겠지.

만약 네가 다중 작업에 익숙하지 않은데도 간호사가 된다면 무슨 일이 벌어질까? 근무 시간은 정해져 있고 해야 할 일은 많아. 거기다 환자를 진단, 치료, 처치, 간호하는 데는 간호사뿐 아니라 의사, 사회복지사, 재활치료사, 방사선사, 영양사 등 여러 의료진과 부서가 관여해. 많은 경우 다른 의료진과 부서의 결정이나 결과를 기다려야 하고, 수시로 전화를 걸어서 협의해야 하지. 그럴 때 한 가지 일에만 몰두해서 기다리느라 다른 일을 못 하거나, 다른 일을 하면서 잠깐 다른 과에 전화를 걸지 못한다면, 주어진 일을 마치고 퇴근하기 어려울 거야.

아니, 퇴근이 아니라 환자의 상황이 더 문제야. 환자와 관련한 일은 지금 당장 해야 하는 경우가 많기 때문이야. 지금 당장 처치를 해야 하는 상황인데, "제가 지금 바쁘니까 이 일 다 마칠 때까지만 안 아파 주시면 안 될까요? 제가 한 가지 일을 하면서 다른 일을 잘 못해서요." 하고 말하는 간호사를 상상하기는 어렵겠지?

또 하나, 다중 작업에 능하지 못하면 몸이 굉장히 피곤해져. 한 환자의 수액을 교체하러 가면서, 그 옆 병실에 있는 다른 환자의 수액도 함께 교체하고, 10분 전에 약을 전하러 갔다가 환자가 자리를 비워서 도로 가져온 약까지 함께 챙기지 못한다면, 두 번 세 번 왔다 갔다 해야 할 거야. 그리고 이런 상황이 반복되면 퇴근하고 집에 가자마자 지쳐 쓰러지겠지.

그렇다면 다중 직업 실력은 노력하면 나아질까? 주변 동료를 살펴보면, 나아지기는 하지만 한계가 있는 것 같아. 신체 능력과 비슷하달까? 노력하면 100미터를 이전보다 조금 더 빨리 뛸 수는 있

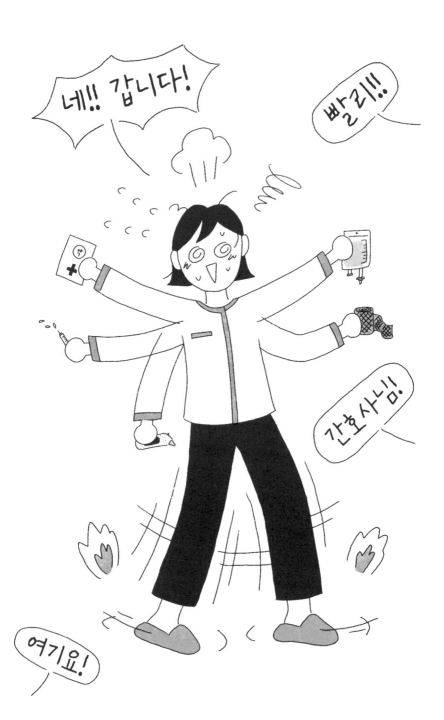

겠지만 20초에 뛰던 사람이 15초에 뛰기란 정말로 어려운 일이지. 물론 경험이 쌓이면 일을 하는 요령도 생기기 때문에, 다중 작업을 다른 동료와 비슷한 수준으로 하는 날이 오기도 하겠지만, 그런 날이 오기까지는 꽤 힘겨운 시간을 보내게 될 거야. 남들은 다 퇴근하는데 30분, 1시간 더 자리를 지키는 날도 자주 있을 테고, 많이 노력하고 성실히 일했음에도 너에 대한 동료들의 평가가 좋지 않을 수도 있고, 몸은 몸대로 정신은 정신대로 피곤할 거야.

너의 미래를 위해서 조금 냉정하게 말할게. 다중 작업에 전혀 소질이 없다면, 간호사가 되었을 때 환자, 동료, 그리고 너 자신이 매우 힘든 상황에 놓이게 될 거야. 네가 만약 그런 타입이라면, 당장 해결해야 하는 수많은 일이 동시에 벌어지는 상황이 덜 일어나는 병원을 찾는 게 좋아. 운이 좋으면 그런 곳을 쉽게 찾을 테고, 그렇지 않다면 많은 시행착오와 마음고생을 한 뒤에 찾게 되겠지.

어때, 간호사가 되는 게 만만하지만은 않지?

우선순위 파악 능력

둘째, 우선순위를 파악하는 능력이 있어야 해. 반가운 소식 하나 알려 줄까? 우선순위 파악은 다중 작업처럼 능력치를 올리는 게 어렵지 않아. 한 번에 한 가지 일에만 집중하는 타입이어서 다중 작업을 힘겨워하는 사람은 있어도, 우선순위 파악은 우리 모두 평소에 늘 하는 거잖아. 일분일초 단위로 계획을 세워 실행하지는 않더라도, 우리 모두 알게 모르게 일의 순서를 생각하고 계획하고 실행해. 참 다행이지?

우선순위는 어떻게 정할까? 업무의 전체 상황을 파악한 상태에서 각각의 과정 또는 상황이 어떻게 흘러가는지 알면, 무엇을 먼저 하고 무엇을 나중에 해야 하는지 정할 수 있지. 어떻게 하면 네가 잘 이해할 수 있을까? 김밥 싸는 과정을 예로 들어 설명할게. 김밥을 싸려면 일단 필요한 재료가 집에 있는지 확인해야겠지. 재료가 없다면 장을 먼저 봐야 할 거야. 재료가 다 준비되었으면 제일 먼저 밥을 안치겠지. 밥을 짓는 데 시간이 오래 걸리기 때문이야. 밥이 되는 사이에 다른 재료를 준비했다가, 밥이 다 되면 김밥을 싸면 돼.

밥도 없고 다른 재료도 준비되지 않았는데, 김밥에 넣을 당근을 볶겠다며 프라이팬을 먼저 꺼내는 건 어떨까? "당근 먼저 볶으면 왜 안 돼? 어차피 필요한데." 물론 틀린 말은 아니야. 다만 순서가 체계적이지 않아서 시간이 더 걸리겠지. 한 시간이면 끝났을 일이 두 시간, 세 시간 걸릴지도 몰라. 하지만 앞서 여러 번 말했듯이, 간호사는 화장실도 못 갈 정도로 바쁘게 일하는 경우가 많아.

시간을 아끼는 게 매우 중요하다는 뜻이야.

　간호학과에 다니면서 병원 실습을 충분히 했다고 생각하겠지만, 간호사로 취직해 병원에서 일을 시작하면 갑자기 모든 것이 새롭게 느껴져. 처음엔 뭐가 뭔지 모르겠다는 생각이 들 거야. 하지만 일하다 보면 '이 일은 이렇게 진행되고, 이 검사를 할 때면 이걸 꼭 준비해야 하는구나!' 하고 알게 돼. 여기에 선배 간호사들의 가르침과 정신없이 일하다 저지른 실수를 통한 배움이 하루하루 쌓여 너의 경력이 두터워지면, 전체 상황이 한눈에 보이기 시작할 거야. 그렇게 되면 지금 당장 처리해야 하는 일과 10분 뒤, 1시간 뒤, 퇴근 전까지 해결해야 하는 일이 자동으로 착착 정리되지.

　경력이 십 년이 넘는 나 같은 선배 간호사에게는 문제 해결 능력이나 의사소통 능력, 리더십 같은 자질이 추가로 요구되지만, 신규 간호사로 지내는 처음 몇 년 동안에는 다중 작업 능력과 우선순위 파악 능력을 기르는 게 최우선이야. 네가 품고 있는 사명감과 책임감이 아무리 크더라도 그것을 뒷받침해 주는 실무 능력 없이는 사명감도 책임감도 빛바랜다는 걸 꼭 기억하면 좋겠어.

마음이 단단해야 해

아픈 환자를 매일 본다는 것은 어떤 경험일까?

병원에 오는 환자들은 대부분 평정심과 거리가 먼 마음 상태에 있어. 음식을 잘못 먹어서 배가 살살 아프거나, 두통이 반나절만 계속되어도 모든 게 귀찮고 짜증스럽잖아. 병원에 올 정도가 아닌 그런 통증과 불편감도 기분과 생활에 좋지 않은 영향을 주는데 병원을 찾은 환자는 오죽하겠어. 네가 간호사가 되어서 마주하게 될 환자의 대부분은 약국에서 약을 사 먹거나 한나절 푹 쉬는 것으로는 통증과 불편감이 해결되지 않기 때문에 병원에 온 거야. 그런 분들의 기분 상태가 좋기는 쉽지 않겠지?

예전에 부모님이 외래 진료를 받으실 일이 있어서 두 분을 모시고 병원에 간 적이 있어. 언제나 그렇듯 외래 진료실은 환자들로 북적거렸고, 진료는 기대만큼 빨리 진행되지 않았어. 그때 갑자기 환자 한 분이 벌떡 일어나더니 간호사에게 버럭 소리치더라. "왜 나 안 불러!" 물론 이런 환자보다는 조용히 다가와서 "저기, 제 차례는 아직 멀었나요?" 하고 묻는 분이 훨씬 더 많지만, 이렇게 느닷없이 화내는 소리를 듣는 간호사는 마음이 편하지 않을 거야.

병원에서는 급박한 상황도 자주 펼쳐져. 출산이 임박해서 구급차에 실려 온 임신부도 있고, 몇 번의 시험관 시술을 통해 어렵게 얻은 아이를 사고로 잃은 가족도 있고, 갑자기 인도로 돌진한 자동차에 치여 피투성이로 실려 온 환자도 있지. 또 암으로 치료와 재발, 입원과 퇴원을 반복하며 서서히 죽어 가는 환자도 있어. 간호사가 되면 이런 상황을 뉴스 보듯 남 일처럼 대할 수 없어. 눈앞에서 펼쳐지는 고통과 슬픔을 치료하는 것이 간호사의 역할이기 때문이야.

간호사들은 사고로 혼수상태가 된 아이와 그 곁에서 울부짖는 부모를 보면서도 마음의 동요 없이 환자를 돌보고 있어. 암 병동에서 죽어 가는 환자를 대하면서도 실의에 빠지지 않고 꿋꿋하게 할 일을 해내지. 보통 사람이라면 슬픔과 절망에 빠질 수도 있는 이런 상황에서, 어떻게 간호사들은 흔들림 없이 환자를 돌볼 수 있는 걸까?

마음을 단단하게 만드는 교육과 훈련

솔직하게 말하면, 비슷한 상황을 반복 경험하면서 의료진의 감정이 무뎌지는 면도 있어. 아무리 슬픈 영화더라도 백 번 보면 백 번 모두 처음처럼 눈물을 쏟지 않는 것과 비슷하지.

그리고 감정에 빠지기 전에 이성적으로 환자와 관련한 문제를 먼저 해결하도록 병원에서 교육과 훈련을 받아. 그 덕분인지 처음 맞닥뜨린 비극적인 상황 앞에서 간호사가 감정에 빠진 나머지 눈물부터 쏟는 일은 없는 것 같아. 적어도 나는 아직 그런 경우를 보지 못했어. 물론 간호사로서 해야 할 일을 다 끝내고 퇴근 후 동료나 친구와 이야기하다가, 아니면 혼자 집으로 돌아가는 버스 안에서 그 일이 떠올라 슬픈 감정에 빠지는 경우는 있지.

그렇다면 병원에서 이루어지는 문제 해결 중심 교육과 훈련에는 어떤 것이 있을까?

가장 대표적인 교육 중 하나는 심폐소생술(CPR) 교육이야. CPR 상황은 의학 드라마에서 많이 봤을 거야. "코드 블루, 코드 블루, 52병동!" 하는 식의 방송이 병원 스피커를 통해 나오면 주인공이 어디론가 급하게 뛰어가는 장면 말이야. 병원에서 CPR 상황이 벌어지면 의료진이 급히 투입되어 환자를 살리기 위해 신속한 조치를 취하지. 가슴 압박과 인공호흡을 실시하는 것은 물론이고, 주사를 이용한 투약도 이루어지고, 심장충격기를 사용하기도 하지. 처치가 신속하고 체계적으로 이뤄져야만 환자를 살릴 수 있는 급박한 상황이기 때문에, 각자의 역할이 무엇이고, 각 단계에서 무엇을 해야 하는지가 세세하게 정리되어 있어. 교육을 통해 그 내용을 숙지한 의료진은, CPR 중간에 갑자기 투입되더라도 자신의 역할을 즉시 파악하고 알맞게 대처하지.

CPR 교육 외에도 의료진은 대량 출혈이 발생한 경우에 어떻게 해야 하는지, 교통사고 환자가 오면 무엇을 가장 먼저 해야 하는지, 뇌 수술 후 중환자실로 돌아온 환자의 동공에 반응이 없을 때 무엇을 해야 하는지 등 각 부서의 환자 특성에 따라 자주 발생하는 응급 상황에 대비한 시나리오 훈련을 받아. 덕분에 이성적으로 착착 움직일 수 있지.

감정보다 이성을 먼저 일깨우는 훈련은 다른 식으로도 이루어져. 선배 간호사들이 응급 상황에 대처하는 모습을 보면서 '이런 상황에선 이것을 먼저 하고, 이런저런 일을 순식간에 해서 환자를 살리는구나!' 하고 배우고, 상황 종료 후 자신의 임무 수행에 대한 선배 간호사의 평가를 통해서도 배우지.

첫 응급 상황에서 눈물이 먼저 났다면 "간호사가 그 상황에서 울면서 가만히 있으면 환자에게 도움이 될까요? 보호자가 의료진을 믿을 수 있을까요? 그때 우는 것 말고 간호사로서 무엇을 먼저 해야 했을까요?" 같은 말을 듣게 되겠지. 올바른 질책이더라도 질책을 받고 기분 좋은 사람은 아무도 없어. 하지만 간호사라면 질책 내용을 살피며 자신이 모자란 부분, 노력하고 발전해야 할 부분에 대해서 생각할 수 있어야 해. 그러지 않고 '그 상황에서 울 수도 있지. 어떻게 이런 일로 나에게 그런 말을 해?' 하고 원망한다면 머지않아 스스로 간호사를 그만둘지도 몰라. 그런 상황이 계속 반복될 테니까 말이야.

동료와의 대화도 문제 해결을 먼저 떠올리는 간호사가 되는 데 도움이 돼. 수술실을 예로 들어 설명할게. 수술실에서는 각 수술방에서 각기 다른 수술이 이루어져. 따라서 다른 방에서 어떤 수술을 하는지 정도는 알 수 있을지 몰라도, 순간순간 벌어지는 구체적인 상황에 대해서는 알기 힘들지. 그렇지만 퇴근 후 동료 간호사와 차라도 한잔 하면서 서로가 겪은 응급 상황에 대해 이야기를 주고받을 수는 있어. 그러면서 '그런 일이 생기면 이렇게 해야 하는구나!' 혹은 '나라면 다르게 했을 것 같은데 잘못 생각한 거였군!' 하고 배우지.

이 크고 작은 훈련과 학습을 반복하다 보면, 응급 상황이 닥쳤을 때 간호사로서 가장 먼저 해야 할 일들을 '저절로' 떠올리고 실행하게 돼. 그럼에도 감정이 훅 올라오는 순간이 있을지 몰라. 응급 상황을 자주 경험한 나도 여전히 가끔은 걱정과 두려움에 사로잡힐 때가 있어. 응급 상황에 투입되어 급하게 할 일을 하다가, 피투성이가 되어 정신을 잃은 어린 환자의 얼굴이 갑자기 눈에 확 들어와서 마음이 울렁거리기도 해. 그렇지만 즉시 '안 돼! 딴생각 금지! 할 일을 떠올려! 당장 그것부터 해!'라고 스스로 다잡지. 그 순간 환자에게 필요한 것은 간호사로서 내 일을 하는 것이니까.

처음부터 당황하거나 슬픔에 흔들리지 않고 능숙하게 제 일을 하는 간호사는 많지 않아. 하지만 시간이 흐르면 다들 결국 감정을 잘 다스리며 의료인으로서 본인의 역할을 잘 수행하게 되더라. 글을 읽다 보니 걱정이 좀 가벼워졌지?

감정이 무뎌져도 괜찮을까?

한편으로는 감정보다 이성이 앞서고 감정이 무뎌지는 게 좋지 않은 것 같다는 생각이 들지도 모르겠다. '아니, 내 가족이 이렇게 아파하는데 어떻게 저 간호사는 표정 하나 변하지 않지?' 실제로 이렇게 생각하는 보호자도 있을 거야. 어쩌면 너도 그런 경험을 했을지 모르고. 공감 능력은 중요해. 환자와 공감할 수 있어야 간호에서 중요한 라포르(rapport, 환자와 의료진 사이의 친밀감과 신뢰 관계)가 형성될 수 있거든.

그렇지만 같이 울어 줄 사람이 없어서 환자가 병원에 오는 게 아니야. 아프고 불편한 것을 해결하고 싶어서 병원에 오는 거지. 중환자실 간호사들이 환자의 사연에 눈물을 흘리며 울적하고 우울한 기분으로 일하면 안 되겠지? 의료진은 눈물을 삼키고 냉정하게 해야 할 일을 해야 해. 공감은 중요하고 꼭 필요하지만, 간호사로서 해야 할 일을 하는 것이 먼저임을 꼭 기억하길 바라.

최선을 다하는 자세

단단한 마음을 만드는 또 한 가지 중요한 게 있어. 바로 자신이 환자를 위해서 최선을 다하고 있다는 믿음이야.

그런 믿음은 어떻게 생겨날까? 무턱대고 그렇다고 믿기만 하면 될까? "나는 좋은 간호사야!" 하고 매일 아침 거울을 보며 아무리 외쳐도, 실제로 간호사답게 일하지 않는다면 좋은 간호사가 아니라는 걸 스스로 잘 알아. 자신이 납득할 수 있을 만큼 노력해서 좋은 간호사라는 걸 증명하고, 이를 통해 확신이 점점 쌓여야 믿음이 생기는 거야. 나를 돌아보면, 그 믿음만큼 마음을 단단하게 붙잡아 주는 게 없더라. 그 믿음이 있으면, 문제가 생겨 흔들리더라도 금세 마음을 다잡고 다시 간호사의 일상으로 돌아갈 수 있어.

그렇다면 최선을 다하는 자세는 어디에서 나올까? 나는 사명감과 책임감에서 나온다고 생각해.

내가 수술실에서 일을 시작하고 가장 처음 한 일은 선배 간호사들처럼 나만의 수술 노트를 만드는 것이었어. 수많은 수술을 공부하면서 꼭 기억해야 하는 것을 정리하는 동시에 나에게 부족한 점도 적었어. 물론 처음엔 이것저것 두루 부족했으니 가장 큰 실수 몇 개만 적고서 '다음엔 이 실수들은 반복하지 말아야지!' 하고 다짐했지. 그러고서 다음 수술 전에 그 노트를 한번 펼쳐 보는 거야. 그리고 수술이 끝나면 '저번에 한 그 실수는 안 했지만 이번엔 이런 점이 미흡했네.' 하고 반성하며 노트에 적었어. 나만의 오답 노트를 만드는 것과 같았지.

처음 나만의 수술 노트를 만들 때나 지금이나, 내 일은 수술이 완벽하게 이루어지도록 수술팀의 일원으로서 역할을 하는 거야. 지금도 나는 이 일을 잘하기 위해 노력하고 있어. 처음과는 다르지만 여전히 나는 매일 그날의 수술들을 되돌아보며 어떻게 해야 다음에 더 잘할 수 있는지 고민해. 이제는 수술 자체에 대한 고민은 물론이고, 환자에게 안정감을 주기 위해 내가 할 수 있는 일, 팀원들과의 팀워크까지 두루두루 살피지. 이것이 내가 수술실 간호사로서 사명감과 책임감을 실천하는 방법이야. 누군가 내게 "너는 간호사로서 최선을 다하고 있니?" 하고 묻는다면, 난 아무런 주저 없이 그렇다고 대답할 수 있어.

어쩌면 너는 '단단한 마음이 왜 최선을 다하고 있다는 믿음에서 나오는 걸까?' 하고 궁금해할지도 모르겠다. 너의 궁금증을 풀어 주기 위해 내 경험을 들려줄게.

삶과 죽음이 오가는 곳이 병원이지만 예상에 없던 환자가 사망하는 경우는 아주 드물어. 예를 들어 수술실에서는, 혹시 모를 사고를 염려해서 환자의 몸 상태가 수술과 마취에 따른 스트레스를 견디지 못할 것으로 판단되는 경우 대부분 수술을 진행하지 않아. 이는 큰 사고를 당해서 온 환자의 경우에도 비슷해. 당장 수술하지 않으면 틀림없이 사망할 경우가 아니라면, 환자를 중환자실로 보내서 마취와 수술을 감당할 정도로 회복할 때까지 기다리기도 해.

이렇게 조심해도 수술 중 환자가 사망하는 일이 발생해. 한번은 수술 중에 환자가 과다 출혈로 사망한 일이 있었어. 선천적 기형이 있어서 내장 기관과 혈관의 위치가 일반적인 경우와 많이 달랐고, 그래서 더욱 위험한 수술이었지만 3시간가량 순조롭게 진행되고 있었기에 잘 마칠 수 있을 거라고 믿었지. 그런데 그런 일이 벌어진 거야. 아픈 사람을 돌보기 때문에 일반인보다 죽음을 자주 접하는 의료진에게도 이런 일은 충격으로 다가와. 나도 예외는 아니었어. 특히 사망 다음 날에는 근무 내내 전날의 일이 떠올라서 그 생각에 사로잡히지 않기 위해 눈앞의 환자만 생각하려고 매 순간 노력해야 했어. 그런 와중에 동료가 다가와 괜찮느냐고 묻는데, 왈칵 울음이 터지더라.

그 뒤 며칠 동안 퇴근 후에 그 수술을 되새겼어. 수술 전에 환자를 만나 이야기 나누던 순간부터 환자가 사망하던 순간까지 수백 번은 머릿속으로 돌려 보며, 우리가 무엇을 잘하고 무엇을 잘못했는지, 내가 놓친 것은 있는지, 내가 최선을 다했는지 점검했지. 수백 번 되새기는 사이 마음은 둘로 나뉘었어. 무언가 잘못된 것을 찾아서 그 책임을 묻고 싶은 마음이 반, 아무리 되살펴도 나는 최선을 다했다고 확신하고 싶은 마음이 반이었지. 결국 내가 내린 결론은, 제삼자가 본다면 다른 평가를 내릴지도 모르지만, 수술실 간호사로서 내가 할 수 있는 최선을 다했다는 것이었어.

'나는 수술실 간호사로서 최선을 다했고, 앞으로도 그럴 것이다!' 이 확신과 나 자신에 대한 믿음이 있었기에 그 일을 잘 수습할 수 있었어. 또 그 뒤로 비슷한 상황을 맞닥뜨렸을 때 피하지 않고 두려움 없이 예전처럼 계속 일을 할 수 있었고.

최선을 다하는 것은 환자를 위한 일이기도 하지만, 간호사인 자기 자신을 지키기 위한 일이기도 해. 이 점을 꼭 기억해 주면 좋겠다.

간호사가 아닌 '나'를 길러야 해

아무리 훈련을 받고, 반복되는 상황에 감정이 무뎌지고, 간호사로서 환자에게 최선을 다했다는 확신이 있더라도 마음이 무너지는 순간이 있어.

예전에 어떤 간호사가 공개적으로 쓴 일기를 우연히 읽었어. 임종이 다가오는 환자를 간호하고 있는데, 며칠 사이에 환자의 상태가 급격히 나빠지는 바람에 마음이 너무 안 좋아서 퇴근 후 매일 취할 때까지 술을 마시게 된다는 내용이었지. 이 간호사가 훈련을 제대로 받지 못했거나, 감정이 너무 예민하거나, 환자에게 최선을 다하지 않았다는 생각은 들지 않았어. 다만, 단단한 마음을 기르는 마지막 퍼즐을 찾지 못한 것은 아닐까 하는 안타까운 마음이 들었지.

주위를 둘러보면, 깊은 신앙심으로 단단함을 기르는 동료도 있고, 가족과 친구 같은 주변인과의 충만한 관계 속에서 단단함을 기르는 동료도 있어. 그런가 하면 꾸준히 일기를 쓰거나, 운동을 하거나, 책을 읽으면서 마음을 단단하게 만드는 동료도 있지. 다시 말해 '간호사가 아닌 나'가 있음을 알고 병원 바깥에서도 충실히 살아감으로써 자신을 단단하게 만드는 거야.

간호사는 나의 중요한 일부여야지 내 전부가 되어서는 안 돼. 따라서 퇴근 후에는 병원에서 있었던 일은 잊고 간호사 아닌 나의 삶을 잘 살아야 해. 병원에서 지내는 시간이 워낙 긴 데다, 병원에서 일어나는 일이 일상에서 벌어지는 일보다 더 드라마틱하고 진한 잔상을 남기기에, 병원 안의 삶은 병원 밖의 삶에 영향을 줄 수밖에 없어. 그렇기 때문에라도 더더욱 간호사는 간호사 아닌 자기 자신에게 집중할 필요가 있어. 병원 바깥에서도 자신을 포함한 모두가 인정할 만한 또 다른 내가 있어야 하는 거야. 병원 밖의 튼튼한 내가 있어야, 병원에서 겪은 일들로 흔들리는 간호사로서의 나를 단단히 잡아 줄 테니까.

내 경우엔 '다른 사람의 처지에서 이해하려는' 내가 힘든 일을 겪는 나를 든든하게 붙잡아 줘. 병원에서 생기는 일에는 환자를 비롯한 여러 사람이 관여해 있잖아. 그 속에서 가끔 도저히 이해되지 않는 상황이 벌어져서 마음이 힘들어질 때가 있어. 그러면 나는 그 많은 사람과 상황을 관찰하고, 분석하고, 깊이 생각하지. 나 자신을 되돌아보는 것도 빼먹지 않고. 그러면서 각자의 입장을 헤아려 보고, 내가 같은 상황에 있었다면 어떤 말과 어떤 행동을 했을지, 그 사람에겐 어떤 선택지가 있었을지, 여러 선택지 중에 그 사람은 왜 그 선택을 했는지 등을 하나하나 짚어 봐. 그러다 보면 힘든 감정이 많이 풀리더라.

하루하루 성실하게 살아가는 우리

또 '일상을 성실하게 채워 가는' 나 역시 나를 든든하게 받쳐 주고 있어. 나는 출근하는 날엔 정시에 출근해서 간호사로서 해야 할 일을 충실히 하고, 쉬는 날엔 간호사가 아닌 나로서 해야 할 일들을 차곡차곡 해. 또 피곤하더라도 쉬는 날 아침엔 체육관에 가서 운동을 하고, 시간을 들여 밥을 지어 먹고, 책을 읽고, 나에게 주는 선물로 집 근처 카페에서 커피를 한잔 마셔. 주변 사람들과 좋은 관계를 유지하려 노력하고, 살면서 생기는 소소한 문제들을 해결하지.

반복되는 일상이라고 쉬운 건 아니야. 너도 매일 학교에 가지만 매일 힘들잖아. 하기 싫으면 아무것도 안 해도 된다는 선택지가 있음에도, 너는 학교에 가서 수업을 듣고 시험공부도 하는 등 미래를 꿈꾸며 해야 할 일을 하지. 다들 그렇게 하니까 당연한 듯 보이기도 하지만, 사실 쉽지 않은 일이야. 늘 하는 일이지만 노력 없이 저절로 되는 것도 아니고.

하루하루 성실하게 지내는 너는 칭찬받아 마땅해! 사실 너도 그렇게 생각하고 있지 않니? 남들이 보기엔 별거 아닐지 몰라도 너에게 의미 있는 일들을 하나하나 해 나갈 때 '나 쫌 괜찮은데!' 하는 생각이 들잖아. 너에 대한 믿음이 생기잖아. 그런데 다들 그렇게 지내고 있으니 "내가 일상을 잘 살고 있다고! 그러니까 나 좀 칭찬해 달라고!"라며 주변에 외치면 조금 부끄러울 것도 같지? 하지만 주어진 일상을 잘 살아 내는 너는 정말 대단해! 진심이야. 그러

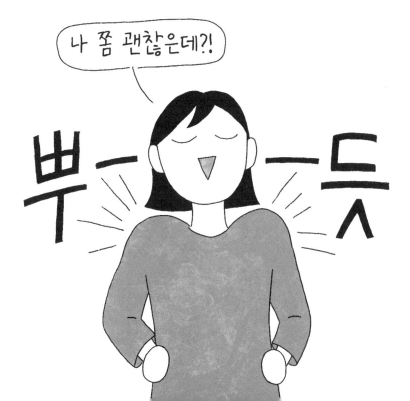

니 자기 자신을 대견하게 여기는 것 정도는 하자. 일상을 문제없이 헤쳐 나가는 너 자신을 믿자.

이렇게 단단하고 중심 잡힌 내가 있어야 병원에서 일어나는 영화보다 더 영화 같은 일들에 삶 전체가 휘둘리는 일 없이 간호사의 삶을 살아갈 수 있어. 작은 일에 일희일비하지 않고, 가끔 닥쳐오는 큰일에도 너무 크게 무너지거나 긴 슬럼프에 빠지는 일 없이 '평소의 나'로 돌아갈 수 있는 튼튼한 회복력을 지닌 사람이 되어야 해.

너에겐 어떤 모습들이 있니? 그중 가장 좋아하는 너의 모습은 무엇이니? 그 '너'를 기르기 위해 요즘 무엇을 하고 있니? 지금부터 너를 관찰하면서 단단한 너를 차근차근 길러 나간다면, 그것이 큰 기둥이 되어 너를 잘 잡아 줄 거야.

일은 함께 하는 거야

병원에서는 팀으로 일해. 그리고 팀으로 일한다는 건 누군가의 장점은 키우고 단점은 보완해 줄 동료가 주변에 있다는 뜻이야.

예를 들어 내가 동료 간호사 A만큼 다른 사람의 마음을 잘 다독이지는 못하지만, 가르치는 소질이 있고 일을 꼼꼼하게 한다고 가정해 보자. 그러면 내가 신규 간호사의 교육을 담당하고 A는 마음을 다독이면 되겠지. 또 A가 환자와 보호자의 마음을 다독이느라 놓치는 일이 생긴다면, 그 일들은 내가 하면 되고. 의외로 간단하지? 더 중요한 일, 덜 중요한 일은 없어. '최상의 환자 간호'라는 목표를 위해 하나의 팀으로서 각자 잘하는 일을 하면 되는 거야.

물론 이런 경우 다음과 같은 생각이 들 수는 있어. '나는 내 일다 했는데 왜 동료가 놓친 일까지 해야 해? 똑같은 월급 받는데 말이야!' 사실 이렇게 생각하는 게 보통이지. 나도 그렇게 생각했고,

아직도 부분적으로는 그렇게 생각해. 하지만 '내가 1만큼 했으니까 너도 1만큼 해. 왜 안 해?' 하는 생각으로 하나하나 따지다 보니까 내 마음만 더 힘들더라.

　팀원이 열 명이라면 각자 전체 일의 10퍼센트씩 해서 100퍼센트를 만들면 좋을 거야. 하지만 평소에 전체 일의 12퍼센트를 하는 사람이 몸이 안 좋거나 주변에 일이 생겨서 8퍼센트만 하는 날도 있고, 타고난 능력이 좋아서 늘 남들의 두 배만큼 해내는 사람도 있고, 반대로 아무리 노력해도 자기 몫의 반도 겨우 하는 사람도 있어. 분명한 것은 우리 모두 간호대학을 졸업했고, 간호사 면허를 받았고, 똑같은 취업 과정을 거쳐서 한 팀이 되었으니 기본 능력은 대부분 비슷하다는 거야. 아마 아주 조금 더 잘하거나 아주 조금 더 못하겠지. 실제로는 자기 눈에 보이는 것보다 차이가 훨씬 작을 거야.

　물론 능력이 있음에도 조금도 손해 보기 싫어서 일부러 게으름을 피우는 사람도 있어. 하지만 우린 모두 의료인이고, 환자를 돌보고 치료하는 일을 직업으로 삼기로 결정했으며, 종교인만큼은 아니어도 이타적인 마음으로 살고 있을 거야. 남을 돕는 일엔 관심이 진짜 눈곱만큼도 없는 사람이라면, 아무리 월급을 많이 준다고 해도 환자의 대변 기저귀를 갈아 주거나 죽어 가는 환자 옆에서 밤잠 안 자면서 간호할 수 없을 테니까. 이타심이 있기 때문에, 일부러 게으름을 피우는 자기의 태도를 곧 알아차리고, 부끄럽게 여기고, 고치려 노력할 거야. 당장 내일 그러지 않을지는 몰라도 언젠가 꼭 그럴 거라고 나는 믿어.

팀으로 일하기 때문에 다음과 같은 질문을 던지고 곰곰이 살필 필요가 있어. 나는 나에게 주어진 일을 했나? 팀 전체가 오늘 해야 할 과제를 얼마나 완수했나? 어떤 부분을 놓쳤으며, 그 부분은 내가 할 수 있는 일인가, 내가 해도 되는 일인가, 기다려야 하는 일인가, 다른 팀원에게 부탁해야 할 일인가? 이런 질문과 성찰을 통해 '우리가 함께 하는 우리의 일'이라는 생각이 자리 잡으면 팀워크가 더 이상 부담이나 스트레스로 다가오지 않을 거야. 동료의 능력과 책임감을 믿고, 동료가 힘들어할 때 내가 그의 짐을 나눠서 진 것처럼 내가 힘들어할 때 동료가 나의 짐을 나눠서 지며 우리의 일을 완수할 것이라고 믿고, 팀워크가 나의 단점은 가려 주고 장점은 살려 준다는 것을 알게 되면 팀워크가 즐거울 거야.

그렇게 팀워크를 자연스럽게 받아들이면, 너 자신의 단점 때문에 예전처럼 그렇게 힘들어하지 않게 될 거야.

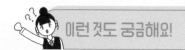

죽음을 마주하는 기분은 어때요?

삶이란 무엇일까?

암 환자 수술을 주로 하기도 하고, 중증외상센터가 있는 병원에서 일하다 보니 안타까운 사연들과 종종 마주쳐. 매일같이 지나던 길을 평소와 다름없이 가다가 사고를 당해 갑자기 죽는 사람, 배가 좀 아파서 '별거 아니겠지?' 하고 병원에 왔다가 젊은 나이에 말기 암으로 시한부 인생을 선고받는 사람, 출근을 시작한 지 일주일 만에 공장에서 사고로 일곱 손가락이 잘려서 병원으로 실려온 스무 살 청년, 바빠서 쉬지 못하다 간신히 틈을 내어 휴가를 갔는데 물놀이 사고로 전신마비가 된 사람……. 그러다 보니 운명이라는 것이 있다고 점점 믿게 되는 것 같아. 운명이 아니라면 왜 이런 일들이 생겼을까? 열심히 최선을 다해 좋은 사람으로 살아온 분들에게 말이야.

운명이 있다고, 모든 게 미리 정해져 있다고 생각하면 무력감이 들 것 같았어. 그런데 오히려 더 행복하게 살아야겠다는 의지가 샘솟더라. 오늘의 행복을 내일로 미루지 말고, 내가 누릴 수 있는 가장 큰 행복을 지금 내 옆의 사람과 함께 누려야겠다고 다짐하게 되었어.

운명이 정해져 있으니 흥청망청 살아야겠다는 뜻이 아니야. 하루하루 성실하게 일상을 살아가고, 사회 구성원으로서 기본 책임을 다하고, 미래를 준비하면서도 지금 누릴 수 있는 소소한 행복을 최대한 누리려고 노력하는 거지. 정해진 운명 속에서, 언제 닥칠지 모를 비극과 생의 끝을 인식하며 현재의 행복을 찾는 거야.

이렇게 지내다 보면 다른 사람의 삶에 대해서도 생각하게 돼. 내가 나의 소중한 하루를 잘 보내는 것처럼 다른 사람들도, 특히 나와 같이 일하는 동료들이, 가까운 사람들이 하루하루 잘 보내면 좋겠다 싶은 마음이 생겨. 아무 일 없이 지나가는 하루가, 별일 없이 잘 지내는 사람들이, 그 평범한 일상이 축복으로 다가와.

내 마음이 이해되니?

닫는 글: 너는 특별한 꿈을 꾸고 있어

나는 많은 사람이 떠올리는 좋은, 훌륭한, 모범이 되는, 나이팅게일의 모습과 가까운 간호사는 아닌 것 같아. 그래서일까? 이 책을 통해 너에게 간호사의 삶에 대해 들려주는 게 계속 어색하게 느껴졌어. 그런 일은 훌륭한 간호사의 몫이라고 생각하거든.

그렇다고 내가 부끄러운 간호사라는 건 아니야. 나는 그저 지금 하는 일이 좋고, 좋으니까 간호사를 그만두거나 다른 일을 해야겠다는 생각 같은 건 하지 않으며, '다음에 같은 상황이 벌어지면 어떻게 해야 환자를 더 잘 돌볼 수 있을까?', '동료들과 더 잘 지내는 방법은 무엇일까?' 같은 것을 궁리하는 보통의 간호사야. 출근하기 싫은 날도 있지만, 그건 간호사로서 내가 하는 일이 싫다거나 환자를 간호하기 싫어서 그러는 게 아니야. 그저 모든 직장인이 경험하는 게으름 같은 것일 뿐이지.

이렇게 평범하기 때문에 이 책을 쓴 것 같아. 어쩌면 너도 나 같은 보통의 간호사로 살아가게 될지 모르잖아. 만약 그렇다면, 내가 들려주는 간호사 이야기가 너에게 도움이 될 테니까.

나는 대부분의 간호사가 나이팅게일이 아닌 평범한 사람이라고 생각해. 다른 직장인들처럼 현실적인 이유로 간호사를 꿈꾸었고, 직장인으로서 주어진 일인 간호를 하지. 현실의 간호사인 우리는 모든 것을 헌신하는 나이팅게일은 아니야. 하지만 한 명의 간호사로서 맡은 일을 매일 잘 해내고 있어. 비록 지금은 5퍼센트만큼만 나이팅게일이더라도, 조금씩 조금씩 더 나이팅게일에 가까워지기를 바라며 주어진 일을 성실히 수행해 나가지.

간호사가 장래 희망인 네가 100퍼센트의 나이팅게일이 된다면 사람들에게 그보다 더 좋은 일은 없을 거야. 하지만 그건 네가 마음속 깊이 바라는 삶이 아닐지도 몰라. 보통의 간호사인 나는 간호사로서의 나를 인식하고 주어진 의무와 책임을 다하는 동시에, 간호사가 아닌 나의 삶도 잘 꾸려 나가는 균형 잡힌 사람이 되고 싶어. 그러는 것이 더 중요하다고 생각해. 그래서 여러 가지 질문을 던지며 네가 간호사로서의 미래를 구체적으로 그려 볼 수 있도록 해 주고 싶었어.

어쩌면 너는 '내 성격으로도 간호사를 할 수 있을까?' 하고 고민하고 있을지 모른다는 생각도 들었어. 그래서 간호사 했을 때 일반적으로 떠올리는 이미지와 거리가 먼, 어쩌면 평생 혼자 일하는 직업을 찾아야 하는 것 아닌가 싶던 나조차 잘 해내고 있다는 것을 알려 주고 싶었어. 병원 내 부서들은 서로 특징이 다르고, 그에 따라 각 부서에 어울리는 사람의 성격도 다르므로, 잘 알아보면 너에게 어울리는 부서를 찾을 수 있다는 것도, 그에 따라 너의 단점도 장점이 될 수 있고, 반대로 장점이 단점도 될 수 있다는 것을 얘기해 주고 싶었어. 또한 간호사 면허가 있으면 병원 밖에서도 할 수 있는 일이 많이 있다는 사실도 네가 알았으면 했어.

이 책을 다 읽은 지금 어느 정도 감을 잡았겠지만, 간호사 일은 여러모로 쉽지 않아. 간호사는 환자에게 공감할 줄도 알아야 하지만, 그렇다고 환자의 처지를 보고 감정적으로 흔들리지 않도록 마음이 단단해야 하지. 그리고 환자의 상태를 의학적으로 잘 분석할 수 있도록 머리가 똑똑하고, 근무 시간 내내 여기저기 뛰어다니며 수많은 환자를 간호할 수 있도록 몸이 튼튼해야 간호사로 잘 지낼 수 있어.

힘들지만, 누군가에게 가장 도움이 필요한 순간 바로 옆에서 직접 도울 수 있다는 점, 누군가의 생명을 살리는 데 중요한 역할을 한다는 점에서 간호는 분명히 특별한 일이야. 수술 잘 받고 회복실로 돌아가는 환자를 보며, 치료 잘 마치고 퇴원하는 환자를 보며, 할 일을 했을 뿐인 나에게 고마움을 표시하는 환자와 보호자를 보며, 가슴속에 조금씩 자라나는 간호사로서의 보람과 자부심, 성취감을 매일 느낄 수 있는 일이지. 평소처럼 환자를 돌보고 돌아서면서 문득 '나 이제 조금은 진짜 간호사 같은데!' 하는 자신감이 차오르는, 별다른 생각 없이 현실적인 이유로 선택했지만 어쩌면 천직이었는지도 모르겠다고 느끼게 만드는 그런 일이야.

어때, 그 특별함을 느낄 준비가 되었니?

나도 간호사가 되어 볼까?

간호사를 꿈꾸는 십 대를 위한 안내서

2024년 8월 30일 초판 1쇄 발행

글	정인희
그림	김예지
펴낸이	류지호
편집	이기선, 김희중
디자인	쿠담디자인
펴낸 곳	원더박스 (03169) 서울시 종로구 사직로10길 17, 301호
	대표전화 02-720-1202 팩시밀리 0303-3448-1202
	출판등록 제2022-000212호(2012. 6. 27.)

ISBN 979-11-92953-37-3 (43510)